实用中草药野外识别图谱

（3）

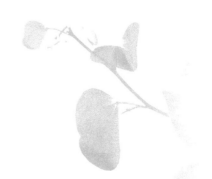

贵州科技出版社

·贵阳·

图书在版编目（CIP）数据

实用中草药野外识别图谱.3 / 杨卫平, 夏同珩主编.

贵阳 : 贵州科技出版社, 2024. 9. -- ISBN 978-7-5532-1399-6

Ⅰ. R282.71-64

中国国家版本馆 CIP 数据核字第 2024RW1422 号

实用中草药野外识别图谱（3）

SHIYONG ZHONGCAOYAO YEWAI SHIBIE TUPU (3)

出版发行	贵州科技出版社
地　　址	贵阳市观山湖区会展东路 SOHO 区 A 座（邮政编码：550081）
网　　址	https://www.gzstph.com
出 版 人	王立红
责任编辑	刘金金
封面设计	熊　锋
经　　销	全国各地新华书店
印　　刷	贵州新华印务有限责任公司
版　　次	2024 年 9 月第 1 版
印　　次	2024 年 9 月第 1 次
字　　数	149 千字
印　　张	10
开　　本	710 mm×1000 mm　1/16
书　　号	ISBN 978-7-5532-1399-6
定　　价	48.00 元

《实用中草药野外识别图谱（3）》

编委会

主　编　　杨卫平　夏同珩

编　委　（以姓氏笔画顺序排列）

云雪林　尹武燕　刘　明　刘绍欢

李文科　杨卫平　宋胜武　张　洁

张庆乾　陈　芳　周　静　夏同珩

梅　颖　董发发　潘晓英

从古至今，医药之术始终是推动人类文明发展的重要力量。我国以中药防治疾病的历史，跨越数千年，为中华民族的昌盛及民众健康构筑了稳固基石。历代医者在与疾病抗争的历程中，不断积淀实践智慧，形成了一部部翔实的用药宝典，为现代医学健康领域提供了宝贵的经验和资源。

中医药学，既是我国文化遗产的瑰宝，亦是古人与病痛奋战的智慧凝聚。在快节奏生活、环境污染与药物滥用等现代健康挑战面前，人们日益渴望从古籍中探寻健康真谛。然而，古代本草典籍的晦涩语言与粗略描述，甚至是缺漏，造成了现代人理解与应用的障碍。

为克服这一难题，我们深入研习了大量古典文献，精心筛选了近1800种临床常用的中草药，细致撰写其识别与应用的相关知识。为增强直观性，我们精选了数千幅有关药材的精美图片。本书不仅内容丰富、结构清晰，且语言通俗、图文并重，旨在引领大众深入理解中医药的博大精深，更好地促进中医药的发展和进步。

全书内容设置有【来源及药用部位】、【形态特征】、【性味功效】、【常用配方】等，同时，每种药物均配有1~2张原植物、动物或矿物及药材彩图。

本书的文字编写由贵州中医药大学药学院的教师杨卫平、云雪林、陈芳等完成。彩图的筛选参考了大量的医药文献，具体的拍摄工作主要由杨卫平、夏同珩、刘绍欢和宋胜武等人完成。

书中涉及的部分药材来源于珍稀动植物，敬请读者严格遵守国家法律法规的要求。

　　本书编写过程中，参考了国内外的大量医药文献和相关书籍，在此向所有参考书和文献的原作者表示谢意。

　　由于编者的学识水平有限，书中难免有疏漏和不足，敬请广大读者进行指正。

编　者

2024 年 7 月

目 录

水牛角

来源及药用部位	牛科动物水牛 *Bubalus bubalis* Linnaeus 的角。
形态特征	体长 2.5 m 以上，体色大多灰黑。角长大而扁。颈短，腰腹隆凸，四肢较短，蹄较大。皮厚无汗腺，毛粗而短。角形状弯曲呈弧形，根部方形或略呈三角形，中空，一侧表面有多数平行的凹纹，色黑褐，质坚硬。
性味功效	苦，寒。清热解毒，凉血，定惊。
常用配方	①治流行性乙型脑炎或高热惊厥：水牛角片，3 岁以内每日 30 g，3 岁以上每日 60 g，水煎服，每日 2~3 次。②治皮肤紫癜：浓缩水牛角片（每片含水牛角浓缩粉 0.3 g），饭后吞服，每次 4~8 片，每日 2 次。

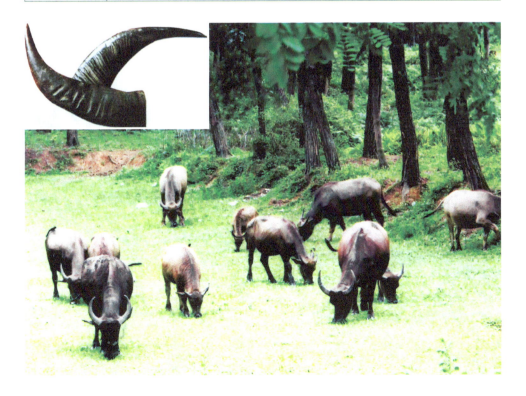

水乌头

来源及药用部位	毛茛科植物川黔翠雀花 *Delphinium bonvalotii* Franch. 的根。
形态特征	多年生草本。茎直立，上部有分枝，绿色，带蓝斑。基叶丛生；茎叶互生；叶片近五角形，掌状 3 ~ 5 深裂，裂片又二至三回浅裂。总状花序茎枝顶生，每枝有花 4 ~ 6 朵；萼片 5 枚；花瓣 4 枚，较萼片小，基部狭窄。
性味功效	辛，温；有大毒。祛风止痛，消肿解毒。
常用配方	①治无名肿毒：水乌头 1 个，磨水，搽患处。②治胃痛：水乌头适量，研末，每次吞服 1 g。③治跌打损伤：水乌头 5 g，铁筷子 20 g，见血飞 20 g，泡酒服。④治痔疮：水乌头 10 g，水煎取液，洗患处。⑤治疮癣：水乌头适量，醋煮后搽患处。

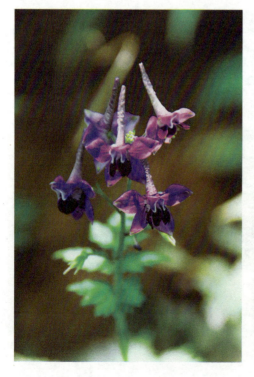
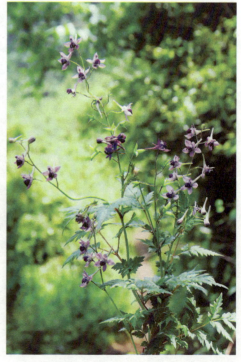

水凤仙（华凤仙）

来源及药用部位	凤仙花科植物华凤仙 *Impatiens chinensis* L. 的全草。
形态特征	一年生草本。茎下部平卧，生不定根，上部直立。叶对生；无叶柄或近无叶柄；叶片线形或线状长圆形至倒卵形，先端急尖或钝，基部圆形或心形，边缘疏生小锯齿。花梗在叶腋单生；花较大，粉红色或白色；萼片 2 枚，线性，2 裂；雄蕊 5 枚。蒴果椭圆形，中部膨大。花期夏季。
性味功效	苦、辛，平。活血散结，清热解毒，拔脓消痈。
常用配方	①治肺痨久咳：鲜水凤仙 30～60 g，与瘦猪肉或猪骨头炖服。 ②治指疔、痈疮：鲜水凤仙适量，捣烂，敷患处。

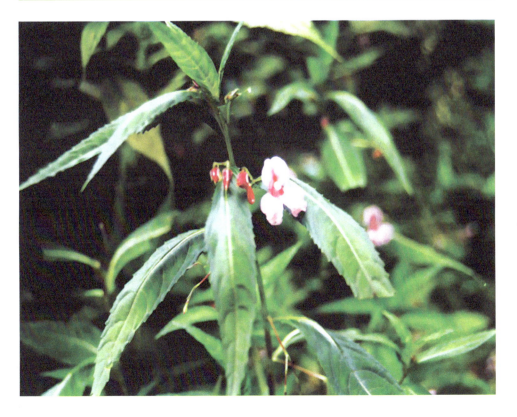

水龙骨

来源及药用部位	水龙骨科植物水龙骨 *Polypodiodes niponica* (Mett.) Ching 的根茎。
形态特征	多年生常绿草本。根茎粗，横走，鲜时青绿色、干后黑褐色，光秃而被白粉，仅顶部有鳞片，鳞片基部卵圆形、中上部窄长披针形。叶疏生，直立；叶片长圆形，羽状深裂；羽片20对左右，线状或线状披针形，全缘，先端钝，下面被白色短柔毛。孢子囊群着生于羽片中脉两侧，圆形。 生于岩石阴处或老树干上。
性味功效	甘、苦，凉。活血消肿，祛风通络。
常用配方	①治跌打损伤：水龙骨、黑骨藤、九龙藤、七叶莲各20 g，泡酒服。②治风湿热痹肿痛：水龙骨60 g，砂糖少许，水煎服。③治小儿高热：水龙骨20～30 g，水煎服。

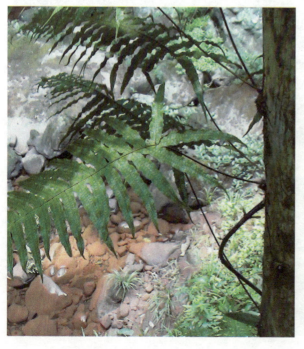
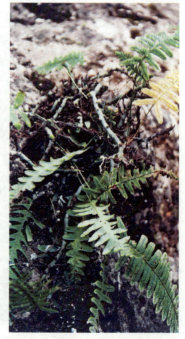

水田七（蒟蒻薯）

来源及药用部位	蒟蒻薯科植物裂果薯 *Schizocapsa plantaginea* Hance 的根茎。
形态特征	多年生草本。根茎块状，环节明显，须根多数。叶基生；具长叶柄，基部扩展成鞘状抱茎，肉质；叶片长椭圆形，先端渐尖，基部楔形下延，全缘，上面绿色，下面浅绿色，两面无毛。花葶从叶丛中抽出；数朵花簇生排列成伞形花序，常下垂；苞片线形；花被裂片 6 枚，紫褐色；雄蕊 6 枚，花丝顶部兜状，柱头弯曲成伞形，3 裂。浆果肉质，成熟后紫褐色；种子肾形。花期、果期 4—11 月。
性味功效	苦，寒；有小毒。清热解毒，理气止痛。
常用配方	①治胃脘痛：水田七、鸡屎藤、独脚莲各 10 g，水煎服。②治跌打伤痛：水田七、铁筷子、黑骨藤、见血飞各 30 g，泡酒服。③治风湿痹痛：水田七、甜酒糟各适量，捣烂，敷患处。④治百日咳：水田七 10 g，五匹风 30 g，水煎服。⑤治刀伤出血：水田七适量，研末，撒于出血处。

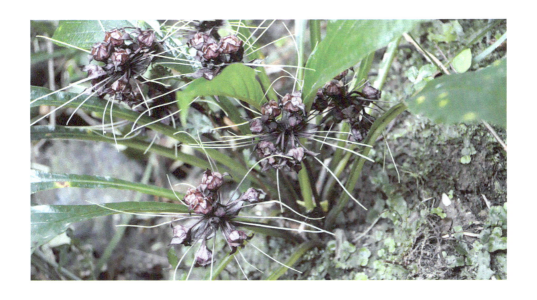

水 仙

来源及药用部位	石蒜科植物水仙 *Narcissus tazetta* var. *chinensis* Roem. 的花或鳞茎。
形态特征	多年生草本。鳞茎卵圆形。叶基生；叶片扁平直立，质厚，先端钝，全缘，上面粉绿色。花茎扁平，约与叶等长；佛焰苞膜质，披针形，管状；花排列成伞形花序，平伸而下倾，芳香，花梗突出苞外，花被高脚碟状，裂片卵圆形，白色；副花冠浅杯状，淡黄色；雄蕊 6 枚；子房下位，3 室，胚珠多数。蒴果背部开裂。种子多数。
性味功效	辛，微寒。祛风除热，活血调经。
常用配方	①治妇人五心发热：水仙花、干荷叶、赤芍各等份，研为末，每次 6 g，热水送服。②治痢疾：水仙花 12 g，白糖 15 g，水煎服。③治齿龈肿痛：水仙鳞茎，加适量面粉，捣烂，敷颊部。④治疔腮：水仙鳞茎、马勃各适量，捣绒，敷患处。

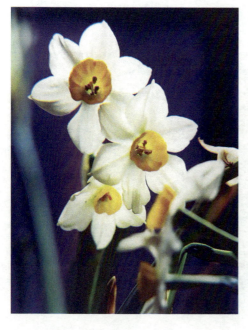
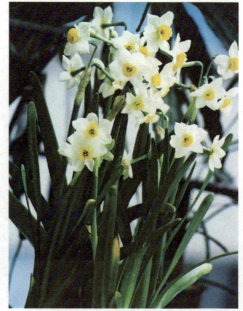

水冬瓜根（接骨丹根）

来源及药用部位	山茱萸科植物角叶鞘柄木 *Torricellia angulata* Oliv. 的根皮、叶和花。
形态特征	落叶灌木或小乔木，高 2.5~8 m。树皮灰色，具长椭圆形皮孔及半环形叶痕，白色。叶互生；叶柄基部扩大成鞘状抱茎；叶片膜质或纸质，阔卵形或近圆形，5~7 浅裂，近基部裂片较小，掌状叶脉 5~7 条。总状圆锥花序顶生，下垂；雄花花序密被短柔毛，花萼裂片 5 枚，花瓣 5 枚，雄蕊 5 枚、与花瓣互生；雌花花序较长，花萼裂片 5 枚，无花瓣，子房倒卵形、3 室。核果卵形。花期 4 月，果期 6 月。
性味功效	微苦、辛，微温。祛风除湿，活血接骨。
常用配方	①治跌打损伤：水冬瓜根、泽兰、苎麻根、酸浆草、牛膝、散血莲各适量，捣绒，酒炒后敷患处。②治骨折：水冬瓜根、刺楸根各 30 g，捣绒，敷患处。

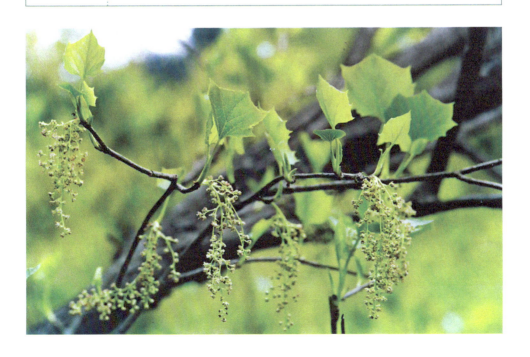

水团花（水杨梅）

来源及药用部位	茜草科植物水团花 *Adina pilulifera* (Lam.) Franch. ex Drake 的枝叶或花序。
形态特征	常绿灌木至小乔木，高2~5 m。枝柔弱，有皮孔。叶对生；叶片纸质，倒披针形或长圆状椭圆形，基部阔楔形，先端长尖而钝；叶柄短；托叶2裂，早落。头状花序小，单生于叶腋，球形；萼片5枚，线状长圆形；花冠白色，5裂；雄蕊5枚，花丝短；子房下位，2室。蒴果楔形。种子多数，长圆形。花期7—8月。
性味功效	苦，平。清热利湿，消瘀定痛，止血生肌。
常用配方	①治腹痛、便下脓血：水团花9 g，水煎服，每日3次。②治湿热浮肿：鲜水团花、茵陈各30 g，水煎调白糖服。③治痈疡肿毒：鲜水团花、食盐、饭粒各适量，捣烂，敷患处。④治牙痛：鲜水团花30 g，水煎，每日含漱数次。

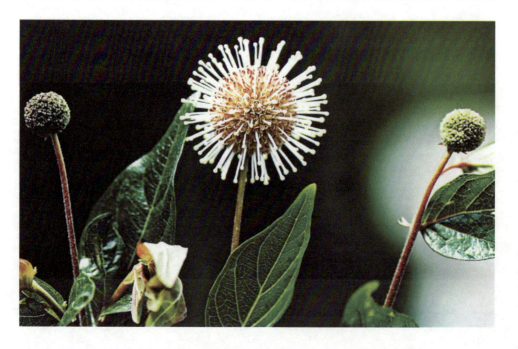

水红木叶（吊白叶）

来源及药用部位	忍冬科植物水红木 *Viburnum cylindricum* Buch. -Ham. ex D. Don 的茎叶。
形态特征	常绿灌木或小乔木，高达 8 m。幼枝被微毛，老枝红褐色，多分枝，疏生皮孔。叶对生；叶片革质，椭圆形、长圆形至卵状长圆形，先端渐尖至急渐尖，基部狭窄至宽楔形，全缘或在中上部具少数不整齐疏齿。聚伞花第一级辐射枝通常 7 条；花着生于第三级辐射枝上，萼齿小；花冠白色或有红晕，钟状，裂片 5 枚；雄蕊 5 枚。核果卵球形，色先红后紫黑。花期 6—7 月。
性味功效	苦、涩，凉。利湿解毒，活血。
常用配方	①治赤白痢疾：水红木叶 30 g，水煎服。②治跌打损伤、痛经：水红木叶 30 g，水煎，加适量酒服。③治癣：水红木叶、构树皮各等量，研末，菜油煎后涂搽患处。

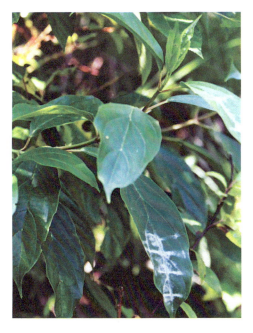
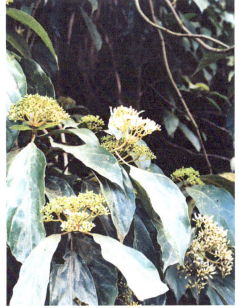

水折耳（白折耳）

来源及药用部位	虎耳草科植物鸡眼梅花草 *Parnassia wightiana* Wall. ex Wight et Arn. 的全草。
形态特征	多年生草本，高 20～30 cm。根茎短，须根多。茎生叶丛生；叶柄长；叶片肾形或圆卵形，叶尖凸尖，基部心形；花茎中部以上具一无柄叶片。单花顶生，萼片 5 枚，基部多少联合；花瓣 5 枚，白色或淡黄色；雄蕊 5 枚，子房近上位花柱短。蒴果圆扁形。花期 7—8 月，果期 8—9 月。
性味功效	淡、甘、凉。清肺止咳，利水湿。
常用配方	①治肺痨、久咳：水折耳、白及、地瓜藤各 50 g，鲤鱼 1 条，共炖服。②治肺气肿：水折耳 30 g，肺筋草 20 g，苦荞头 15 g，水煎服。③治咯血：水折耳、反背红各 20 g，水煎服。④治带下过多：水折耳、三白草、椿树皮各 15 g，水煎服。

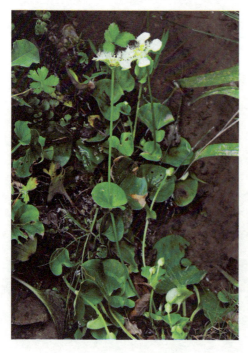
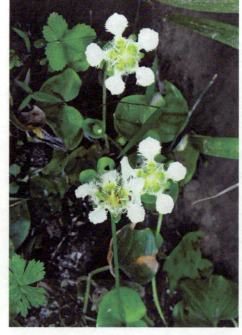

水芹（水芹菜）

来源及药用部位	伞形科植物水芹 *Oenanthe javanica* (Bl.) DC. 的全草。
形态特征	多年生草本，高 15～80 cm。茎基部匍匐，节上生须根，上部直立，中空，圆柱形，具纵棱。基生叶丛生；有叶柄，基部呈鞘状；叶片一至二回羽状分裂，裂片卵形或菱状披针形。白色复伞形花序顶生，通常与顶生叶相对；花瓣 5 枚，倒卵形；雄蕊 5 枚；子房下位，5 室。双悬果椭圆形或近圆锥形，果棱显著隆起。花期 4—5 月。
性味功效	苦，凉。清热平肝，凉血解毒。
常用配方	①治肝阳上亢引起的头痛：水芹 30 g，水煎服。②治大便下血：水芹、地榆根各 20 g，水煎服。③治乳痈肿痛：鲜水芹适量，加盐少许，捣烂，敷患处。④治疔疮：鲜水芹、紫花地丁各适量，捣烂取汁，敷患处。

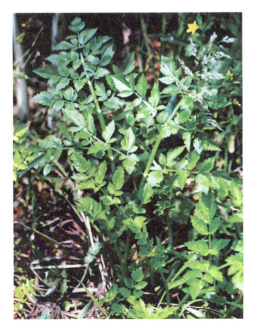
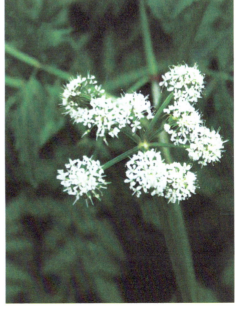

水 苏

来源及药用部位	唇形科植物毛水苏 *Stachys baicalensis* Fisch. ex Benth. 的全草。
形态特征	多年生草本，高约 30 cm。茎直立，方形，通常不分枝。叶对生；有短叶柄；叶片长椭圆状披针形，先端钝尖，基部心脏形，边缘有锯齿，上面皱缩。花数层轮生集成轮伞花序，顶端密集呈头状；花冠淡紫红色，上唇圆形，下唇向下平展；雄蕊4枚；花柱着生于子房底。小坚果倒卵形，黑色，光滑。花期夏季。
性味功效	辛，微温。疏风理气，止血消肿。
常用配方	①治感冒：水苏 12 g，野薄荷、生姜各 6 g，水煎服。②治痧症：水苏 15 g，水煎服。③治吐血及下血、妇人崩漏：鲜水苏茎叶 30～60 g，水煎取汁饮。④治热毒肿痛、疮疡：鲜水苏适量，捣烂，敷患处。

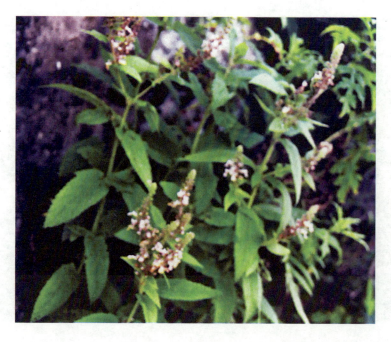

水杨梅（头晕药）

来源及药用部位	蔷薇科植物路边青 *Geum aleppicum* Jacq. 的全草。
形态特征	多年生草本，高 40～90 cm。主根短，有多数须根。茎直立，圆柱形。基生叶丛生，有长叶柄；叶片羽状全裂或近羽状复叶，顶裂片菱状卵形或宽卵形，3 裂或具缺刻，先端急尖，基部楔形，边缘有大锯齿；茎生叶互生。花单生茎顶，花萼 5 裂；花冠黄色；花瓣 5 枚。聚合瘦果近球形。
性味功效	辛、苦，平。安神补虚，解表散寒。
常用配方	①治老年头晕：水杨梅 60 g，先炖猪肉，再用肉汤煮绿壳鸭蛋吃。②治虚弱、精神不振、骨蒸自汗：水杨梅、地骨皮、臭牡丹根各 9 g，与仔鸡 1 只共蒸服。③治虚弱咳嗽：水杨梅、黄精、竹叶黄、夜寒苏、白胭脂花根、川牛膝、姜各 9 g，水煎服。

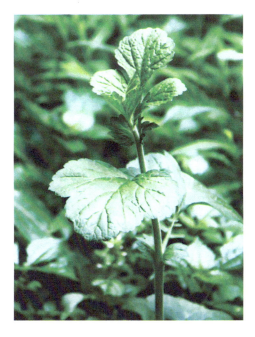
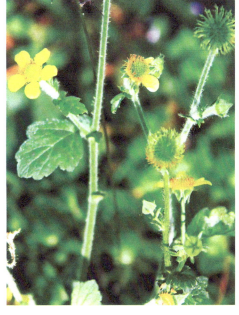

水皂角（山扁豆）

来源及药用部位	豆科植物含羞草决明 *Cassia mimosoides* L. 的全草。
形态特征	一年生或多年生半灌木状草本，高 30～45 cm。茎细多分枝，被短柔毛。双数羽状复叶互生；小叶 25～60 对，镰状条形，先端斜尖。单一或数朵花排成总状花序腋生，萼片 5 枚，披针形；花瓣 5 枚，黄色；雄蕊 10 枚，5 长 5 短。荚果扁平微弯，先端短斜尖，基部长楔形，内有种子约 20 粒。
性味功效	甘，平。清肝利湿，散瘀化积。
常用配方	①治眼雾不明：水皂角、地星宿各 30 g，蒸鸡肝吃。②治水肿：水皂角、水白菜、水车前各 20 g，水煎服。③治黄疸：水皂角、水葵花叶各 30 g，水煎服。④治小儿疳积：水皂角适量，研末，每次 3 g，蒸鸡蛋吃。

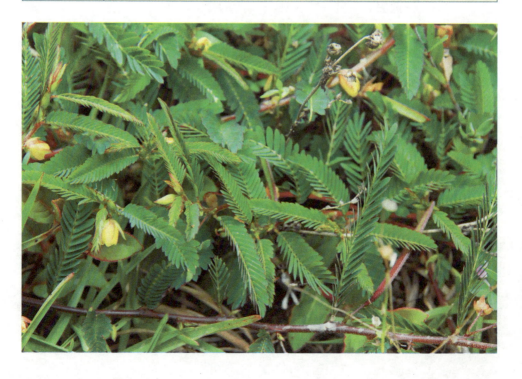

水苦荬（水仙桃草、水泽兰）

来源及药用部位	玄参科植物水苦荬 *Veronica angallis-aquatica* L. 的果实。
形态特征	一年生或两年生草本。根须状。茎直立或基部稍倾斜。叶对生；无叶柄；叶片长卵状披针形，先端钝或尖，基部圆耳状，微抱茎，边缘有波状齿。总状花序腋生，小花有细柄；苞片近线形；萼4裂，裂片狭椭圆形，先端钝；花冠白色，筒部短。蒴果近圆形，先端微凹，常有虫寄生。
性味功效	苦，凉。清热利湿，止血化瘀。
常用配方	①治妇女闭经：水苦荬、血把木根各30 g，水、酒煎，加红糖服。②治跌打伤痛：水苦荬适量，捣绒，搽患处。③治乳蛾：水苦荬适量，阴干，研细末，取适量吹入喉内。

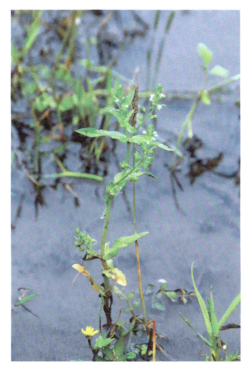
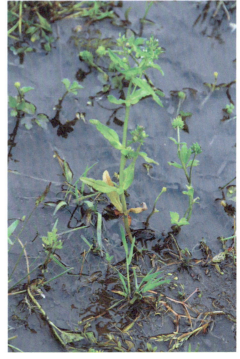

水金凤（水凤仙）

来源及药用部位	凤仙花科植物水金凤 *Impatiens noli-tangere* L. 的全草。
形态特征	一年生草本，高 40 ~ 100 cm。茎粗壮，直立，分枝。叶互生；叶片卵形或椭圆形，先端钝或急渐尖，下部叶基部楔形，上部叶基部近圆形，侧脉 5 ~ 7 对。总花梗腋生，花两性，2 ~ 3 朵；花梗纤细，下垂，基部具一披针形苞片；花大，黄色，喉部常有红色斑点；萼片 2 枚，宽卵形；雄蕊 5 枚，花药尖。蒴果线状长圆形。
性味功效	甘，温。祛风除湿，活血调经。
常用配方	①治月经不调：鲜水金凤 30 ~ 60 g，益母草 15 g，水煎服。②治闭经：鲜水金凤 30 ~ 60 g，星宿菜 30 g，矮脚樟 30 g，水煎冲鸡蛋服。③治跌打损伤：水金凤、当归、赤芍各 9 g，水煎服。④治阴囊湿疹：鲜水金凤适量，捣烂取汁，搽患处。

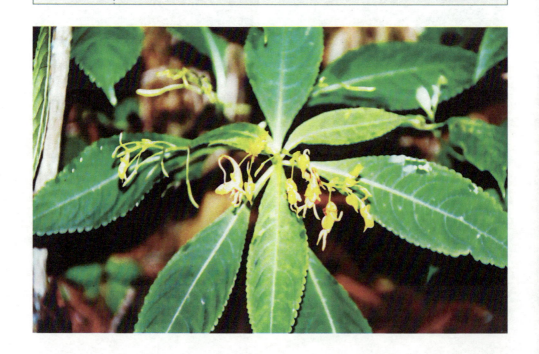

水香柴（过路黄、刘寄奴）

来源及药用部位	藤黄科植物贵州金丝桃 *Hypericum kouytchense* Lévl. 的根。
形态特征	小灌木，高 1~1.5 m。枝条稍下垂。单叶对生；无叶柄；叶片椭圆形或卵状椭圆形，全缘，叶面有黑色腺点，老叶有时呈红褐色。花单生或聚伞形花序顶生，花 3~5 朵，两性，黄色；萼片 5 枚，先端锐尖或渐尖；花瓣 5 枚，矩状长圆形；雄蕊多数，5 束；子房上位，花柱 5 枚、分离。蒴果室间开裂。花期 4—5 月，果期 6—7 月。
性味功效	辛、甘，寒。清热利湿，活血止痛。
常用配方	①治湿热黄疸：水香柴 30 g，淘米水蒸服。②治月经不调：水香柴 15 g，研末，用酒吞服，每次 3 g。③治妇女症瘕：水香柴、马鞭草各 15 g，水、酒各半煎服。

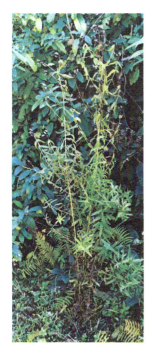
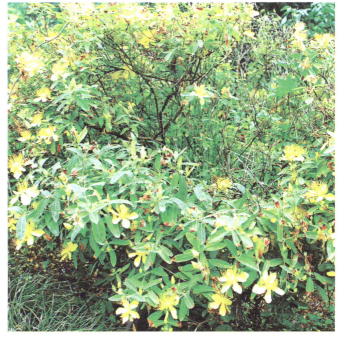

水案板

来源及药用部位	眼子菜科植物浮叶眼子菜 *Potamogeton natans* L. 的全草。
形态特征	多年生水生草本。根茎发达，白色，常具红色斑点，多分枝。叶两型；浮水叶有长叶柄；叶片卵状长圆形至椭圆形，先端急尖或钝圆，基部心形或下延至叶柄，全缘；沉水叶常为叶柄状，条形。穗状花序生于茎端叶腋；密生绿色小花；花被片4枚。小坚果倒卵形。花期、果期7—11月。
性味功效	微苦，凉。清热解毒，除湿利水。
常用配方	治目赤生翳：鲜水案板适量，捣烂或以米汤泡软，敷眼睑。

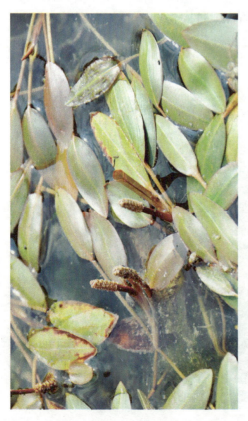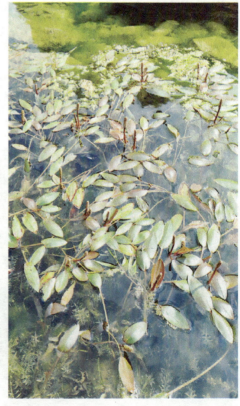

水黄花（刮金板）

来源及药用部位	大戟科植物水黄花 *Euphorbia chrysocoma* H. Lévl. et Vaniot 的根皮。
形态特征	多年生草本，高 35 ~ 120 cm。根茎肥厚。茎直立，有分枝。叶互生；叶片狭长椭圆形，质薄，先端盾形，基部狭，全缘。总苞叶状，5 枚轮生，淡黄色，卵状长椭圆形；花枝 5 条，伞形排列；花单性，无花被。蒴果圆形，表面有疣状凸起。花期夏、秋季。
性味功效	苦，寒；有毒。逐水退肿，清热解毒。
常用配方	①治水臌：水黄花 3 ~ 5 g，研末后调适量蜂蜜，温开水冲服。②治疥疮瘙痒：水黄花适量，晒干研末，取适量，用食用油调敷患处。

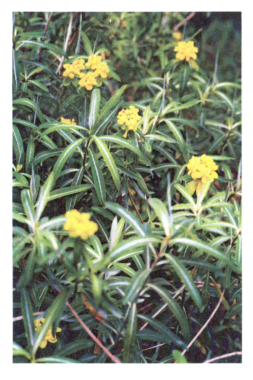

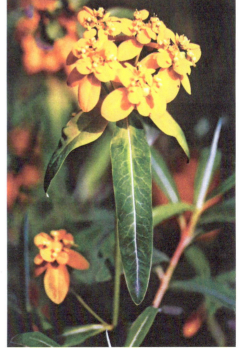

水黄连（水八角）

来源及药用部位	毛茛科植物裂叶星果草 *Asteropyrum cavaleriei* (Lévl. et Vant.) Drumm. et Hutch. 的全草。
形态特征	多年生草本。根茎短，具多数被褐色短毛的长须根。叶根生；具长叶柄；叶片盾状着生，广卵形或近三角形，先端钝，边缘具不规则浅齿，上面近边缘处有短柔毛，下面有时带紫红色斑点。花茎由根茎生出；花顶生，单一或 2~4 朵包于苞片中。
性味功效	苦，微寒。清热解毒，利水消肿。
常用配方	①治黄疸病：水黄连、女儿红各 30 g，水煎服。②治水肿：水黄连 30 g，水煎服。③治腹水：水黄连适量，研末，每次 1.5 g，温开水吞服。④治湿热痢疾：水黄连 20 g，委陵菜 15 g，水煎服。

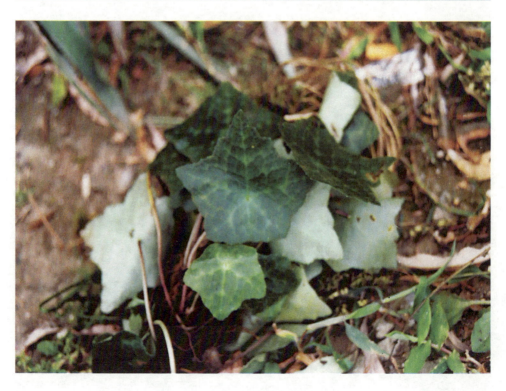

水菖蒲（白菖蒲）

来源及药用部位	天南星科植物白菖蒲 *Acorus calamus* L. 的根茎。
形态特征	多年生草本，丛生。根茎横卧、肥厚，白色带紫。叶根生，长剑形；平行脉，中脉明显。花茎扁平；佛焰苞叶状；肉穗花序柱状，淡黄绿色，密生细花；花两性，花被膜质透明。花期5—6月。
性味功效	苦、辛、微温。通窍利湿，健脾化痰。
常用配方	①治心神不宁、健忘：水菖蒲、小远志、麦冬各12 g，水煎服。②治胃脘胀痛：水菖蒲10～15 g，水煎服，芫荽为引。③治风湿痹痛：水菖蒲、三角风、透骨香各适量，水煎取液，浸洗患处。④治疥癣、皮肤瘙痒：水菖蒲、月亮叶各适量，水煎取液，搽患处。⑤治痰热癫痫抽搐：水菖蒲、枳实、竹茹各12 g，黄连6 g，水煎服。

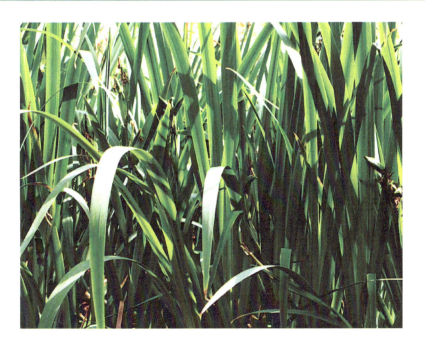

水麻柳（水苏麻）

来源及药用部位	荨麻科植物水麻 *Debregeasia orientalia* C. J. Chen 的全株。
形态特征	小灌木，高1~2 m。小枝细，灰褐色。叶互生；有短叶柄；叶片披针形或狭披针形，先端渐尖，基部阔楔形，边缘有细锯齿，下面密生灰白色绵毛。稀疏的聚伞花序腋生，具短柄；花单性；雄花花被片4裂，雄蕊4枚；雌花花被片4枚，合生。瘦果多数，集成球形。花期夏季。
性味功效	甘，凉。清热利湿，活血止血，解毒。
常用配方	①治风湿痹痛：水麻柳、红禾麻根各30 g，水煎服，并熏洗痛处。②治咳嗽带血：水麻柳10 g，捣绒取汁，加白糖服。③治无名肿疮：水麻柳30 g，苎麻根15 g，捣烂，敷患处。

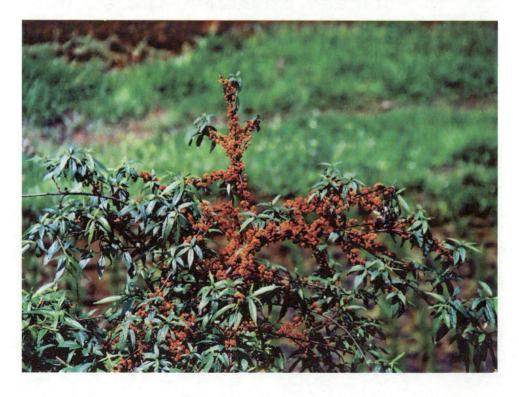

水葫芦（水浮莲）

来源及药用部位	雨久花科植物凤眼莲 *Eichhornia crassipes* (Mart.) Solms 的全草。
形态特征	多年生浮水植物。叶直立，卵形或圆形；叶柄中部以下膨胀。花茎单生，有花 6 ~ 12 朵，花被青紫色；雄蕊 3 长 2 短；子房无柄，花柱线形。蒴果包藏于凋萎的花被管内。种子多数，卵形，有棱。花期夏秋季。
性味功效	甘，凉。清热解毒，祛风消肿。
常用配方	①治石淋涩痛：水葫芦 20 g，黄花菜根 10 g，水煎服。②治热淋涩痛：水葫芦、野青菜根、水蜡烛根各 20 g，水煎服。③治感冒发热：水葫芦 20 g，竹叶菜 10 g，水煎服。

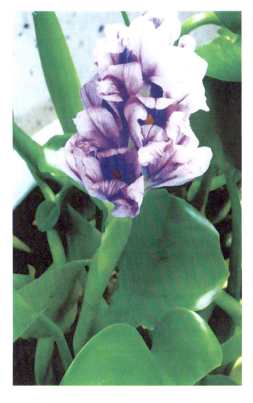 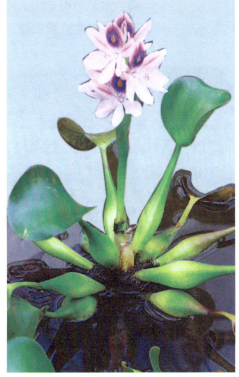

水葫芦根

来源及药用部位	菊科植物和尚菜 *Adenocaulon himalaicum* Edgew. 的全草。
形态特征	多年生草本，高 30 ~ 100 cm。茎直立，多分枝，粗壮。叶互生，有宽窄不等的翅；下部茎生叶肾形或圆肾形，先端急尖或钝，基部心形，边缘有不等的波壮大牙齿，齿端有突尖；中部叶三角状卵形，向上叶渐小。头状花序排列成圆锥状；花梗短，生白色柔毛；总苞半球形，总苞片 5 ~ 7 枚，宽卵形。瘦果棍棒状，生多数带柄腺毛。花期 7—8 月。
性味功效	辛、苦，温。宣肺平喘，利水消肿，散瘀止痛。
常用配方	①治气喘、水肿：水葫芦根 500 g，煮绿壳鸭蛋 20 个，半熟时敲碎蛋壳，再煮熟，每天早、晚各吃鸭蛋 2 个。②治产后腹痛：水葫芦根 15 g，水煎服。③治骨折伤处疼痛：鲜水葫芦根适量，捣烂，敷患处。

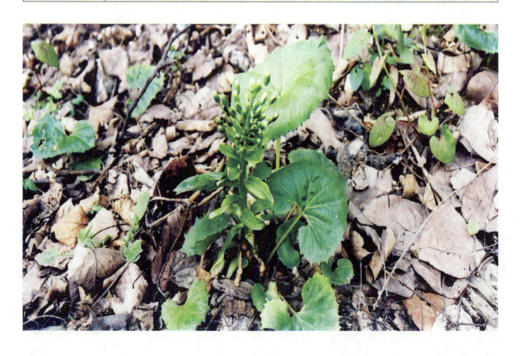

水朝阳草

来源及药用部位	菊科植物水朝阳 *Inula helianthus-aquatica* C. Y. Wu ex Ling 的全草。
形态特征	多年生草本，高 30~80 cm。茎下部常有不定根，直立，上端分枝，色绿而染有紫斑。单叶互生；叶片卵圆状披针形或披针形；下部叶渐狭成柄，花期枯萎；中部以上叶无叶柄；基部叶圆形或楔形，半抱茎，全缘，上面无毛，下面有黄色腺点。头状花序顶生；总苞半球形；舌状花黄色，线形；管状花有披针形裂片，冠毛白色。瘦果圆柱形。花期 6—10 月，果期 9—10 月。
性味功效	甘、辛，温。降气化痰，祛风除湿。
常用配方	①治外伤出血：水朝阳草适量，捣烂，敷患处。②治风湿痹痛：水朝阳草、络石藤各 15 g，水煎服。③治外伤骨折：水朝阳草、虎杖、连钱草各适量，捣烂兑甜酒，焙热后敷患处。

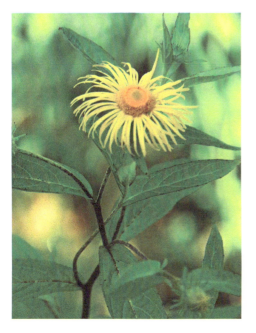
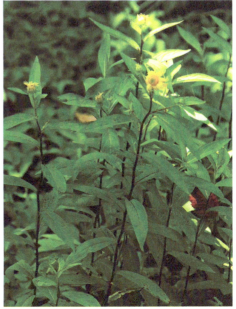

水晶兰（梦兰花）

来源及药用部位	鹿蹄草科植物水晶兰 *Monotropa uniflora* L. 的全草。
形态特征	寄生草本，全体被白毛。根纤细，互相交织成块状，表面覆以菌根，呈褐色。茎直立，不分枝。叶互生；叶片退化呈鳞片状，白色半透明；茎下部叶密生，互相连接。花单生于茎顶，白色，俯垂；萼片 4 枚，鳞片状；花瓣 5 枚，长椭圆形，边缘及内面有毛；雄蕊 10 枚，花药短；子房卵圆形。蒴果 5 室，室裂为 5 个果瓣。
性味功效	微咸，平。补虚弱，止虚咳。
常用配方	①治病后体虚：水晶兰 30 g，土高丽参 20 g，炖肉吃。②治多梦易惊：水晶兰 20 g，灵芝 1 g，水煎服。③治痔疮出血：水晶兰 30 g，草狗肾 15 g，水煎服，并用煎液洗患处。④治肺虚咳嗽：水晶兰 30 g，羊耳菊 10 g，水煎服。⑤治甲沟炎：水晶兰、木姜花、三匹风叶各适量，捣烂，敷患处。

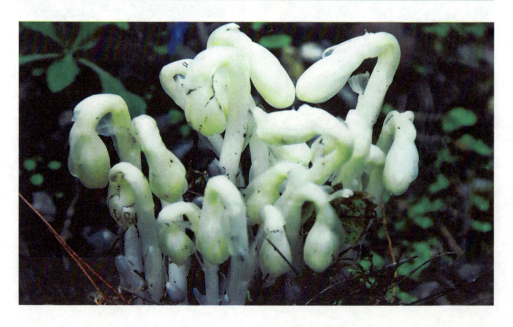

水晶花

来源及药用部位	金粟兰科植物全缘金粟兰 *Chloranthus holostegius* (Hand. -Mazz.) Pei. et R. H. Shan 的全草。
形态特征	多年生草本，高 25 ~ 35 cm。根状茎横走，生多数须根，有特异气味。茎直立，不分枝，下部节上对生 2 枚鳞片叶。叶对生；常 4 枚生于茎顶，假轮生；托叶微小；叶片坚纸质，宽椭圆形或倒卵形，先端渐尖，基部宽楔形，边缘有锯齿。穗状花序顶生或生于叶腋；苞片宽卵形；花白色；雄蕊 3 枚，药隔基部联合；子房卵形。核果倒卵形。花期 5—6 月，果期 7—8 月。
性味功效	苦、涩，温。祛风除湿，散瘀消肿，止痛。
常用配方	①治肝阳上亢引起的头痛：水晶花、天麻、夏枯草各适量，制成蜜丸服用。②治疮痈：鲜水晶花适量，捣烂，加胡椒粉少许，调敷患处。③治肺痨久咳：水晶花 9 g，黑料豆 30 g，共煮食。

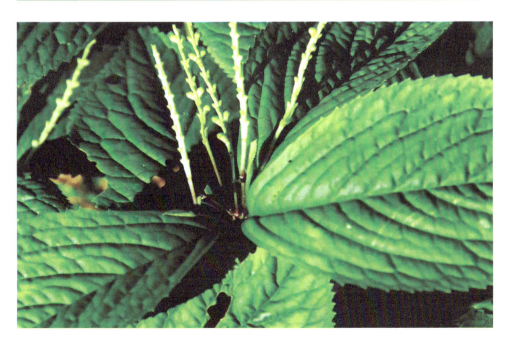

水　蛭

来源及药用部位	水蛭科动物蚂蟥 *Whitmania pigra* (Whitman) 或其近缘同属动物的全体。
形态特征	体长大，略呈纺锤形，扁平，长 6～13 cm。背面通常暗绿色，具 5 条由细密黄黑色斑点组成的纵线，中线色较深。腹面淡黄色，杂有许多茶绿色斑点。体环数 107。雄性生殖孔在 33～34 环沟间，雌孔在 38～39 环沟间。前吸盘小，颚齿不发达。
性味功效	咸、苦，平。破血，逐瘀，消症。
常用配方	①治血瘀闭经：水蛭、虻虫、大黄各 2～3 g，桃仁 6～9 g，水煎服。②治高脂血症：用生水蛭粉装入胶囊，每粒 0.25 g，每次 4 粒，每日 3 次，饭后服，连服 1 个月。③治风热眼目红肿：用活水蛭 3 条，置于 6 mL 生蜂蜜中，6 h 后取浸液贮瓶内备用，每次 1～2 滴，每日滴眼 1 次。

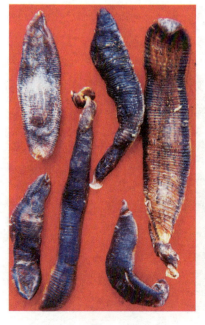
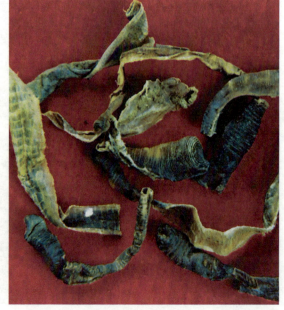

水蜈蚣

来源及药用部位	莎草科植物水蜈蚣 *Kyllinga brevifolia* Rottb. 的全草。
形态特征	多年生草本，丛生。根茎带紫红色，须根多数。茎瘦长，三棱形。叶质软，狭线形，长短不一。头状花序，单生，绿色，稠密；总苞叶状。花期5—6月。
性味功效	辛、平。清热解表，截疟杀虫。
常用配方	①治感冒发热：水蜈蚣、威灵仙各12 g，水煎服。②治赤白痢疾：鲜水蜈蚣30~45 g，酌加开水和冰糖15 g，共炖服。③治疮疡肿毒：水蜈蚣、鲜芭蕉根各适量，捣烂，取药汁涂敷患处。④治咽痒、咳嗽：水蜈蚣30~60 g，水煎服。⑤治皮肤瘙痒：水蜈蚣适量，水煎取液，洗患处。

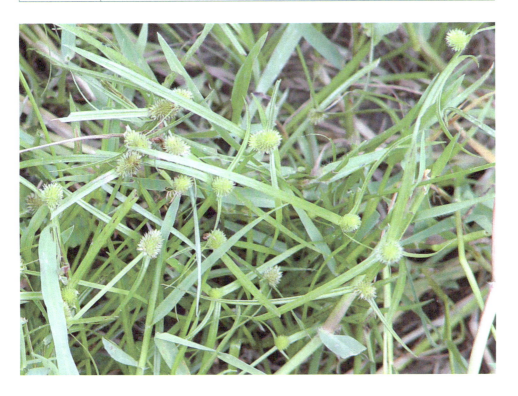

水 蓼

来源及药用部位	蓼科植物水蓼 *Polygonum hydropiper* L. 的全草。
形态特征	一年生草本，高 20～80 cm，有辣味。茎直立，有的下部倾斜或伏地，多分枝，无毛，红褐色，节部膨大，基部节上常生须根。叶互生；叶片披针形或椭圆状披针形，两面有黑棕色腺点；托叶鞘筒状，膜质。花序穗状，腋生或顶生；花疏生，白色或淡红色；雄蕊 6 枚。瘦果卵形，有 3 条棱。
性味功效	辛，温。祛水利湿，散瘀血，消肿毒，杀虫止痒。
常用配方	①治月经不调：水蓼 30 g，当归 15 g，泡酒服。②治热毒脓血便：水蓼、白花蛇舌草、仙鹤草各 15 g，水煎服。③治风湿痹痛：鲜水蓼、香樟树皮、火炭母叶各适量，捣烂取渣，敷痛处。④治湿疹瘙痒：鲜水蓼、鲜丝瓜叶各适量，捣烂取汁，搽患处。

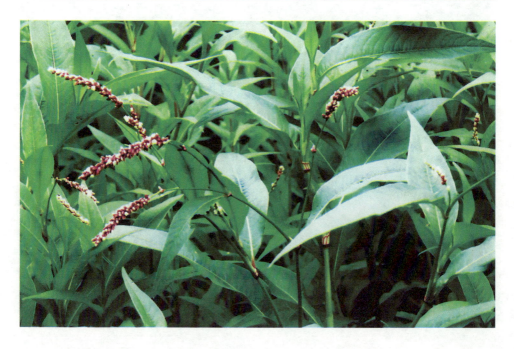

贝母兰

来源及药用部位	兰科植物伞房贝母兰 *Coelogyne corymbosa* Lindl. 的全草。
形态特征	多年生附生草本，高 20～30 cm。气生根须状，浅黄褐色。茎横走，分节呈竹鞭状；节上生球状假鳞茎，肉质，卵形，光滑无毛。每个鳞茎顶端生叶 2 枚，革质，厚而脆，长椭圆形至披针形，全缘，两面光滑无毛。总状花序顶生；花白色，左右对称；唇瓣上有黄斑。果长椭圆形，具 3 条棱。种子细小，黄色。花期 3—5 月。
性味功效	辛、甘，凉。止血定痛，清热止咳。
常用配方	①治软组织损伤：鲜贝母兰适量，捣烂，敷患处。②治骨折疼痛：贝母兰 100 g，凤尾草 10 g，捣烂，敷患处。③治外伤出血：鲜贝母兰适量，捣烂，敷伤口。

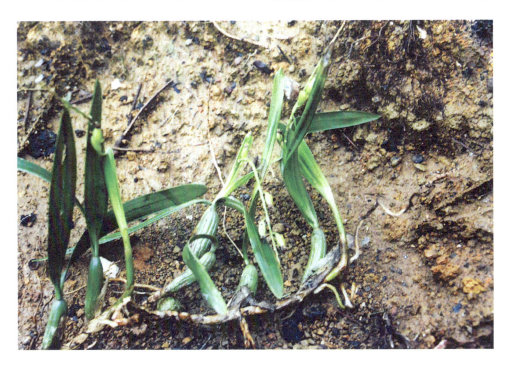

见血飞（飞龙掌血）

来源及药用部位	芸香科植物飞龙掌血 *Toddalia asiatica* (L.) Lam. 的根、叶。
形态特征	常绿木质半藤本，高5~10 m。根粗壮，外皮黄褐色，内部红色。枝及分枝上有下弯皮刺。叶互生，三出复叶；小叶倒卵形或椭圆形，先端急尖，基部窄楔形，边缘有细钝锯齿，揉之有香气。花白色、青色或黄色，单性；萼片5枚；花瓣5枚；雄花为伞房状圆锥花序；雌花为聚伞状圆锥花序。核果近球形，果皮肉质。
性味功效	辛、微苦，温。活血化瘀，消肿止痛。
常用配方	①治跌打损伤：见血飞、铁筷子、四块瓦、大血藤各20 g，泡酒服。②治闭经：见血飞、血当归、土三七各20 g，甜酒煎服。③治风湿痹痛：见血飞、追风伞、透骨香各20 g，水煎服。④治伤风咳嗽：见血飞、兔耳风各30 g，水煎服。⑤治外伤出血：见血飞适量，研末，撒于出血处。

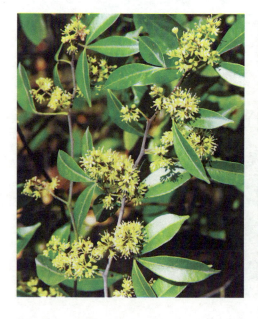
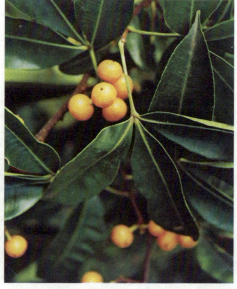

见血青

来源及药用部位	兰科植物见血青 *Liparis nervosa* (Thunb. ex A. Murray) Lindl. 的全草。
形态特征	多年生草本。根状茎发达，褐色，横卧，生有细长的根数条；假鳞茎细长，圆柱形，具叶 3~5 枚。叶片卵形至长圆形，先端渐尖，全缘，基部鞘状抱茎。总状花序疏散；苞片细小；萼片与花瓣常为黄绿色，侧面 2 枚萼片狭长卵形，中萼片狭长圆形；花瓣线性；唇瓣紫色或紫红色，卵形或倒卵形，先端钝或凹入。蒴果纺锤形。
性味功效	苦、涩，凉。凉血止血，清热解毒。
常用配方	①治肺热咳嗽、咯血：见血青适量，晒干研末，每次 9 g，温开水或藕节煎水冲服。②治胃热吐血：见血青 30 g，水煎取液，送服白及末 6 g。③治疮疖肿痛：鲜见血青适量，捣烂，敷患处。④治外伤出血：见血青适量，水煎浓缩，以棉签蘸药液涂搽伤口。

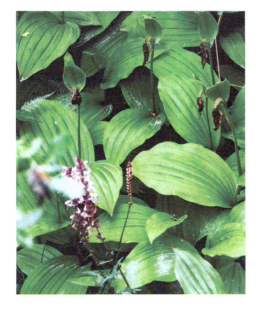
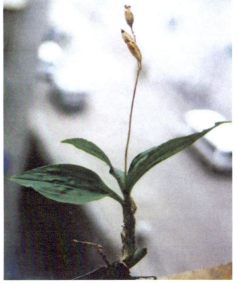

午时花（太阳花）

来源及药用部位	马齿苋科植物大花马齿苋 *Portulaca grandiflora* Hook. 的全草。
形态特征	一年生肉质草本，高 15~25 cm。茎平卧、斜生或直立，多分枝，绿色或淡紫红色。叶互生或簇生；叶片近圆柱形，先端钝；叶腋丛生白色长柔毛。花单生或数朵簇生于枝端，基部有 8~9 枚轮生的叶状苞片；萼片 2 枚，宽卵形；花瓣 5 枚或重瓣，色白、黄、红或粉红；雄蕊多数；子房半下位。蒴果盖裂。种子多数，细小。花期 6—7 月，常在中午阳光强烈时开放；果期 7—8 月。
性味功效	淡、微苦，寒。清热解毒，散瘀止血。
常用配方	①治咽喉热痛：鲜午时花适量，捣烂绞汁，加硼砂末含漱。②治婴儿湿疹：鲜午时花适量，捣烂绞汁，涂患处。③治皮肤疮疡：鲜午时花适量，杵烂，敷患处。

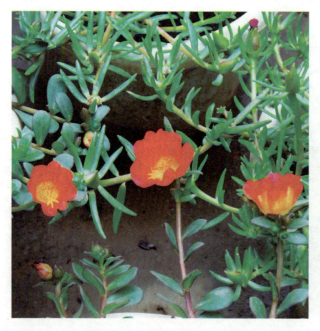
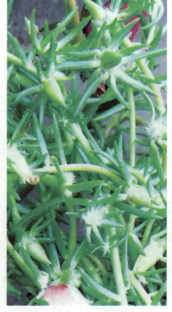

午香草

来源及药用部位	菊科植物珠光香青 *Anaphalis margaritacea* (L.) Benth. et Hook. f. 的全草。
形态特征	多年生草本，高 30～70 cm。根茎横走或斜升，木质。单叶互生，稍革质；无叶柄；叶片线状披针形，先端渐尖，基部渐狭，常抱茎，边缘平上面被蛛丝状毛，下面被灰白色厚绵毛。头状花序多数，在茎端或枝端排成复伞房状；总苞钟状或半球状，总苞片 5～7 层，白色；花托蜂窝状；雌株外围多层雌花，中央有 3～20 雄花；雄株头状花序有雄花和外围极少数雌花。瘦果长椭圆形。花期、果期 8—11 月。
性味功效	辛、苦，凉。清热泻火，燥湿，驱虫。
常用配方	①治黄水疮、臁疮：午香草适量，焙干研末，撒于疮面或用香油调敷。②治蛔虫病：午香草 3 g（1～3 岁），水煎服，每日 2 次，饭前服，2 日后蛔虫不下可以再服。③治跌打损伤：午香草适量，捣绒醋调，敷患处。④治痢疾脓血便：午香草、野棉花各 9 g，水煎服。

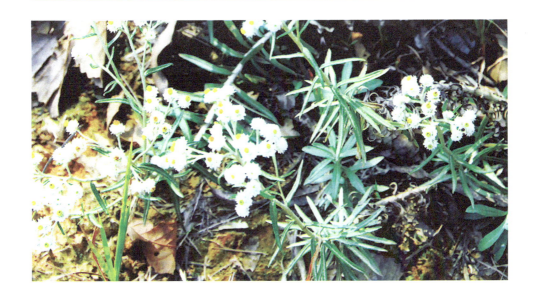

牛毛毡

来源及药用部位	莎草科植物牛毛毡 *Heleocharis yokoscensis* (Franch. et Sav.) Tang et Wang 的全草。
形态特征	一年生草本。匍匐根茎极细。秆丛生，极细密，高 2 ~ 12 cm。叶鳞片状，具鞘，鞘稍红色，膜质，管状。小穗卵形，先端钝，淡紫色；花数朵，背部淡绿色，两侧紫色，先端钝，有脉 3 条；雄蕊 3 枚。小坚果狭长圆形。花期、果期 4—11 月。
性味功效	辛，温。发散风寒，止咳。
常用配方	①治感寒日久、头身疼痛：牛毛毡、铁篱笆根、威灵仙各 30 g，水煎服。②治风寒感冒、咳嗽痰多：牛毛毡、蛇莓、兔耳风各 15 g，紫苏 9 g，水煎服。③治跌打损伤：牛毛毡适量，研末，每次 9 g，黄酒送服。

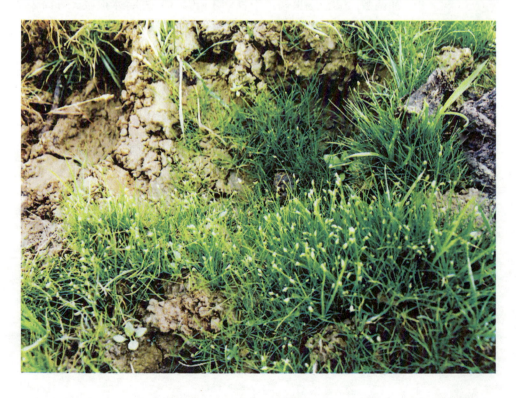

牛皮消（白首乌）

来源及药用部位	萝藦科植物牛皮消 Cynanchum auriculatum Royle ex Wight 的块根。
形态特征	蔓性半灌木。全株具乳液。根肥厚，类圆柱形，表面黑褐色，断面白色。茎被微柔毛。叶对生；叶片心形至卵状心形，先端短渐尖，基部深心形，全缘。聚伞形花序伞房状，腋生；花萼5裂，裂片反折；花冠辐状，5深裂；雄蕊5枚；雌蕊由离生的2枚心皮组成，柱头先端2裂。蓇葖果双生。种子有狭翼，种毛白色。花期6—9月，果期7—11月。
性味功效	甘、苦，平。补肝肾，强筋骨，益精血，健脾消食，解毒疗疮。
常用配方	①治腰痛、关节不利：牛皮消15 g，牛膝、补骨脂各6 g，菟丝子、枸杞各9 g，水煎服。②治小儿消化不良：牛皮消、糯米藤、鸡屎藤各等份，研末备用，每次9 g，加米粉18 g，蒸熟食。③治胃气痛：牛皮消6 g，万年荞3 g，研末备用，每次3 g，温开水吞服。④治痢疾腹痛：牛皮消、蒲公英各12 g，水煎服。

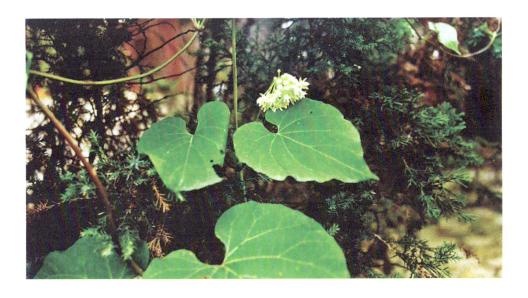

牛耳朵（岩白菜）

来源及药用部位	苦苣苔科植物猫耳朵 *Boea hygrometrica* (Bunge) R. Br. 的全草。
形态特征	多年生草本。叶基生；叶片广椭圆形至近圆形，先端钝，基部阔楔形，边缘具下规则钝圆齿，上面绿色、被绿色长茸毛，下面淡绿色、被棕色毛茸。花茎被棕色茸毛；小花数朵，聚伞状排列；萼片 5 枚，基部联合，被毛；花冠二唇形，裂片 5 枚，淡红色；发育雄蕊 2 枚；子房无柄，线性。花期春夏间。
性味功效	甘，平。润肺止咳、补虚。
常用配方	①治感冒咳嗽：牛耳草、岩豇豆、岩百合各 15～20 g，水煎服。②治痈疮疔肿：鲜牛耳草适量，捣烂，敷患处。

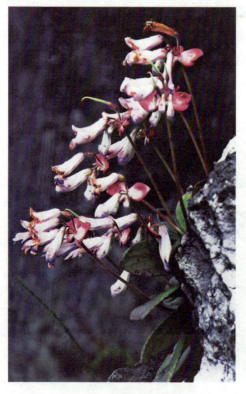 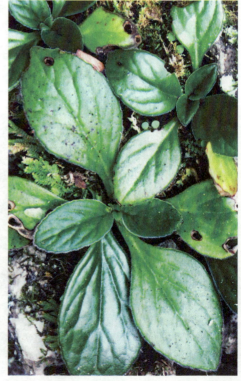

牛至（土香薷、满坡香）

来源及药用部位	唇形科植物土香薷 *Origanum vulgare* L. 的全草。
形态特征	多年生草本。全株有香气。根须状。茎直立，四方形，被白毛，两侧多分细枝。叶对生；叶片卵圆形，先端钝，基部圆形，全缘，边缘及脉上生细白毛。花小，稠密成穗状伞房花序；苞片叶状；萼筒状，5裂；花冠唇形，紫红色；子房上位。
性味功效	辛，凉。解表，化食，杀虫。
常用配方	①治外感发热：牛至15 g，薄荷10 g，水煎服。②治消化不良：牛至10 g，隔山消20 g，水煎服。③治呕吐：牛至10 g，紫苏叶10 g，生姜10 g，水煎服。④治皮肤瘙痒：牛至适量，水煎，洗患处。⑤治扁平疣：牛至适量，泡酒，取药酒搽患处。

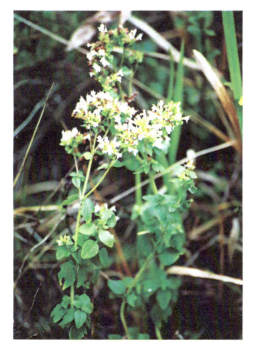
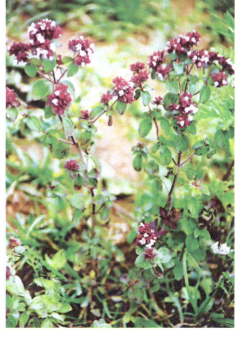

牛尾泡（黄泡子）

来源及药用部位	蔷薇科植物宜昌悬钩子 *Rubus ichangensis* Hemsl. et O. Kuntze 的叶和根。
形态特征	攀缘或匍匐灌木。枝细长，具有柄腺毛或脱落，散生小钩状皮刺。叶互生；叶片近革质，卵状披针形或长圆状卵形，先端渐尖，基部深心形，两面无毛；下面中脉和叶柄有皮刺。顶生圆锥花序，腋生花序有时形成总状；花白色；萼5裂；雄蕊多数；心皮多数。聚合果球形，红色。花期4—5月，果期6—8月。
性味功效	酸、涩，平。通经散瘀，止痛，利尿，杀虫。
常用配方	①治吐血、衄血：牛尾泡、白茅根各30 g，水煎服。②治风湿痹痛：牛尾泡、山冬青各20 g，水煎服。③治小便不利：牛尾泡30 g，水煎服。

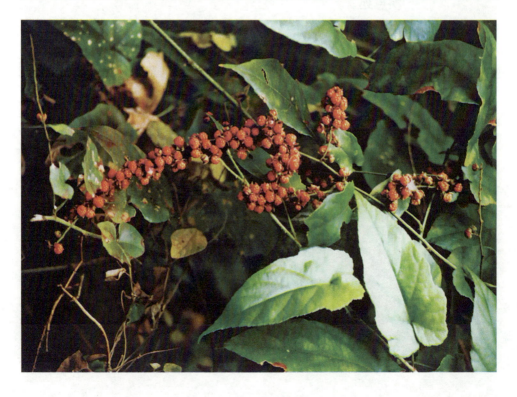

牛尾独活

来源及药用部位	伞形科植物短毛独活 *Heracleum moellendorffii* Hance 的根。
形态特征	多年生草本，高1~2 m。全株被柔毛。根圆锥形，粗大。茎直立，有纵槽，上部分枝展开。基生叶叶柄长；叶片宽卵形，三出分裂；裂片5~7枚，宽卵形至近圆形，不规则3~5裂，边缘具粗大尖锐锯齿；茎上部叶与基生叶相似，有显著扩大的叶鞘。复伞形花序顶生和侧生；总苞片5枚，线状披针形；萼裂不明显；花白色；花瓣5枚；子房下位。分生果长圆状倒卵形，先端凹陷，背部扁平，背棱和中棱线状凸起，有翅。花期7月，果期8—10月。
性味功效	辛、苦，微温。祛风散寒，胜湿止痛。
常用配方	①治风寒感冒、全身酸痛：牛尾独活4.5 g，石荠苧9 g，四季葱5枚，水煎服。②治风寒头痛：牛尾独活、防风、蔓荆子各4.5 g，川芎3 g，水煎服。③治风湿痹痛：牛尾独活9 g，牛膝12 g，苡仁、木瓜各15 g，防己9 g，水煎服。④治牙痛：牛尾独活9 g，水煎取液，加酒少量，含漱。

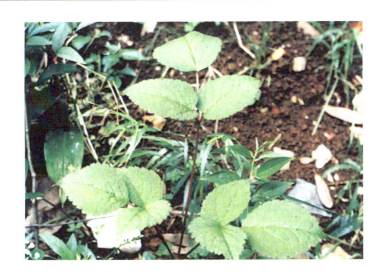

牛尾菜

来源及药用部位	百合科植物牛尾菜 *Smilax riparia* A. DC. 的根和根茎。
形态特征	多年生攀缘状草质藤本，具纵沟，无毛。根茎具多数细长须根。叶互生；叶片卵状披针形至长椭圆形，上面光泽，下面淡粉色；叶柄基部具线状卷须1对；基出脉3~5条。单性花，雌雄异株；伞房花序腋生；花淡绿色；雄花花被片6枚；雌花较小。浆果紫黑色。花期5—6月。
性味功效	甘、微苦，温。祛风除湿，散瘀消肿。
常用配方	①治风湿痹痛：牛尾菜50~100 g，九龙盘50 g，水煎服。②治气虚浮肿：牛尾菜、三白草各30 g，水煎服。③治头晕头痛：牛尾菜、歪头菜、蓝布正各20 g，炖肉吃。④治肾虚咳嗽：牛尾菜、大毛香各30 g，炖肉吃。⑤治瘰疬：牛尾菜适量，捣烂，敷患处。

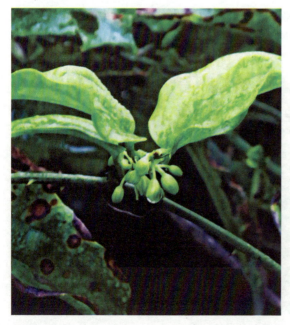
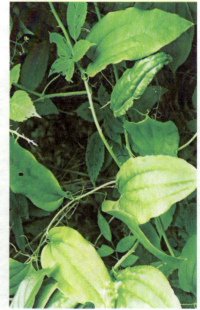

牛泷草（夜抹光）

来源及药用部位	柳叶菜科植物露珠草 *Circaea cordata* Royle 的全草。
形态特征	多年生草本，高 40 ~ 70 cm。茎圆柱形，绿色，密被短柔毛。叶对生；叶片卵形，先端渐尖，基部浅心形，边缘疏生锯齿，两面均被短柔毛；叶柄被毛。总状花序顶生；苞片小；花两性，白色；萼筒卵形；花瓣 2 枚，宽倒卵形；雄蕊 2 枚；子房下位，2 室。坚果倒卵状球形，外被浅棕色钩状毛。
性味功效	辛，凉；有小毒。清热解毒，生肌。
常用配方	①治疥疮：牛泷草适量，烘干研末，配硫黄、雄黄粉适量，用菜油调搽或撒于溃烂处。②治刀伤：牛泷草适量，烘干捣绒，敷患处。

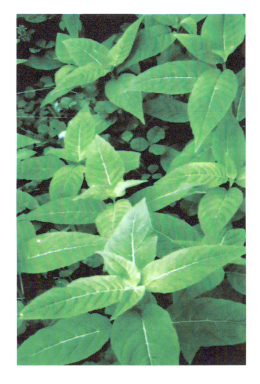
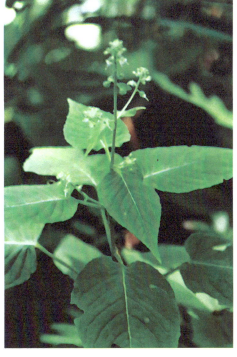

牛蒡子（恶实、大力子）

来源及药用部位	菊科植物牛蒡 *Arctium lappa* L. 的成熟果实。
形态特征	两年生草本，高 1～1.5 m。根生叶丛生，茎生叶互生；叶片大，茎上部叶逐渐变小，表面有纵沟，广卵形或心形，先端钝圆或具有小尖，基部心脏形，边缘稍带波状或牙齿状，上面深绿色，下面密生灰白色短柔毛。头状花序丛生排列成伞房状；管状花小，两性，红紫色；花冠先端 5 浅裂；雄蕊 5 枚，花丝分离；子房椭圆形，下位。瘦果呈略弯曲的长倒卵形，灰褐色。花期 6—7 月，果期 7—8 月。
性味功效	辛、苦，寒。疏散风热，宣肺透疹，解毒利咽。
常用配方	①治风热咽痛：牛蒡子 9 g，板蓝根 15 g，桔梗 6 g，薄荷、甘草各 3 g，水煎服。②治麻疹不透：牛蒡子、葛根各 6 g，蝉蜕、薄荷、荆芥各 3 g，水煎服。③治感冒发热口渴：牛蒡子、薄荷各 10 g，金银花、连翘各 12 g，淡竹叶 6 g，鲜芦根 15 g，水煎服。

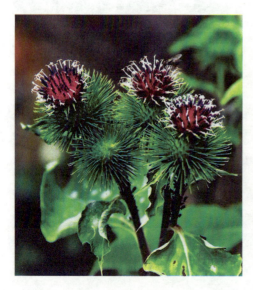
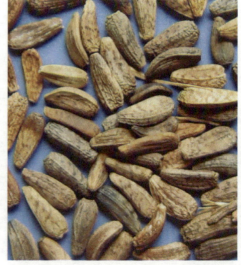

牛蒡根（恶实根、牛菜）

来源及药用部位	菊科植物牛蒡 *Arctium lappa* L. 的根。
形态特征	见"牛蒡子"。
性味功效	苦、甘，凉。疏风热，消肿毒。
常用配方	①治小儿咽肿：鲜牛蒡根适量，捣汁，缓慢下咽。②治头面热痛：牛蒡根适量，洗净研烂，酒煎成膏，摊纸上，外贴肿处。③治疮肿：牛蒡根 3 个，洗净煮烂，取汁，下粳米煮粥，服用 1 碗。

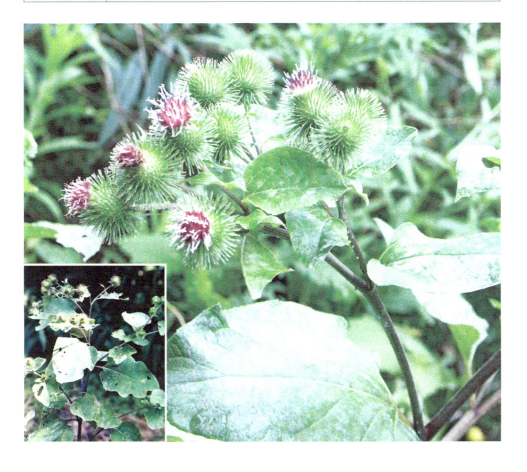

牛膝（怀牛膝）

来源及药用部位	苋科植物牛膝 *Achyranthes bidentata* Bl. 的根。
形态特征	多年生草本，高 30～100 cm。根细长，外皮土黄色。茎直立，四棱形，具条纹，疏被柔毛，节略膨大，节上对生分枝。叶对生；叶片椭圆形或椭圆状披针形，先端长尖，基部楔形或广楔形，全缘，两面被柔毛。穗状花序腋生或顶生；花被片 5 枚，绿色；雄蕊 5 枚，花丝细；子房长圆形，柱头头状。胞果长圆形，光滑。种子 1 粒，黄褐色。花期 7—9 月，果期9—11 月。
性味功效	苦、甘、酸，平。活血祛瘀，补肝肾，强筋骨，引火（血）下行，利水通淋。
常用配方	①治月经不调、闭经、痛经：牛膝 12 g，桃仁、红花、当归各 10 g，水煎服。②治肝阳上亢引起的头痛、眩晕：牛膝 12 g，代赭石、生龙骨、生牡蛎、生龟板各 18 g，水煎服。③治腰膝肿痛：牛膝 12 g，黄柏 9 g，苡仁 15 g，水煎服。④治麻疹咽喉肿痛：牛膝 20 g，甘草 10 g，水煎服。

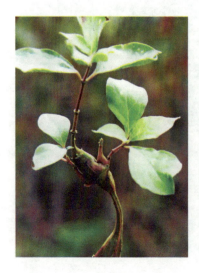
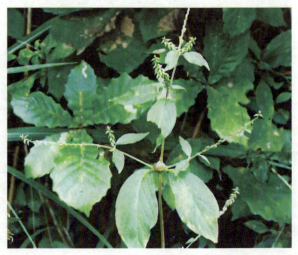

毛大丁草（兔耳风）

来源及药用部位	菊科植物毛大丁草 *Gerbera piloselloides* (L.) Cass. 的全草。
形态特征	多年生草本。根茎肥厚，有绵毛。叶基生；叶片矩圆形至卵圆形，先端圆，基部楔形，全缘，幼时上面被毛，老时上面秃净，下面密被绵毛。头状花序顶生；总苞片披针形，2层，被绵毛；花杂性；边缘舌状花雌性，白色；中央为管状花，两性；雄蕊4枚，花药合生。瘦果线状披针形。花期5—6月，果期8—9月。
性味功效	苦、辛，平。宣肺止咳，发汗，利水，行气活血。
常用配方	①治伤风咳嗽：毛大丁草6 g，虎耳草6 g，水煎服。②治咳嗽哮喘：毛大丁草30 g，蒸蜂蜜吃。③治痢疾：鲜毛大丁草60 g（干品30 g），水煎，调糖或蜂蜜饭前服。④治小儿疳积：毛大丁草9 g，猪肝100 g，加水煎汤，去药，食肝饮汤。

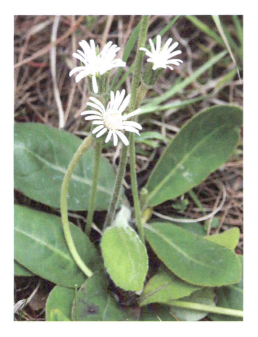
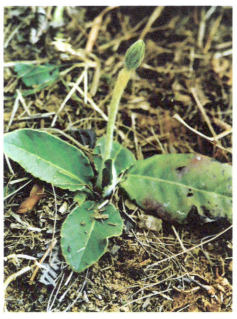

毛叶腹水草

来源及药用部位	玄参科植物毛叶腹水草 *Veronicastrum villosulum* (Miq.) Yamazaki 的全草。
形态特征	多年生草本。茎细长，有棱，多少呈蔓状生长，偶有稀毛。单叶互生；有叶柄；叶片阔卵形至披针形，先端渐尖至尖尾状，边缘有锯齿。穗状花序腋生；花两性，管状；花萼5裂，淡绿色；花冠红色；雄蕊2枚，花丝很长；雌蕊1枚，子房上位、2室。蒴果圆锥状卵形。种子多数。花期9月，果期9—11月。
性味功效	苦、辛，凉；有小毒。利尿消肿，散瘀解毒。
常用配方	①治腹水臌胀、小便不利：毛叶腹水草15～30 g，水煎服。②治风湿痹痛：毛叶腹水草、水麻柳各20 g，水煎服。③治闭经：毛叶腹水草25 g，水煎服。

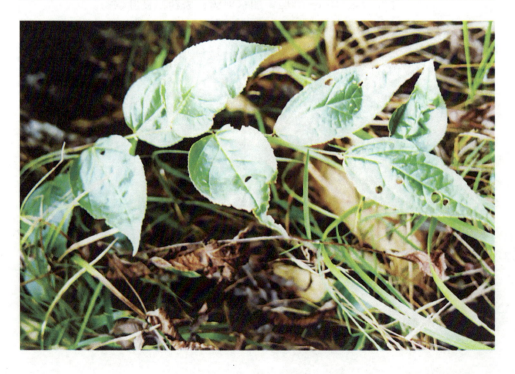

毛白杨（白杨）

来源及药用部位	杨柳科植物毛白杨 *Populus tomentosa* Carr. 的树皮。
形态特征	大乔木，高达 25 m。树皮灰白色，老时深灰色，纵裂。幼枝有灰色柔毛，老枝平滑无毛，芽梢有绒毛。叶互生；长枝上的叶片三角状卵形，先端尖，基部平截或近心形，边缘有复锯齿，上面深绿色，下面有灰白色绒毛；老枝上叶片较小，边缘具波状齿。葇荑花序，雌雄异株，先叶开放，具长柄；苞片卵圆形；雄蕊 8 枚；子房椭圆形，柱头 2 裂。蒴果长圆形，2 裂。花期 3 月，果期 4 月。
性味功效	涩，平。祛痰，利尿，止咳。
常用配方	①治疮毒：鲜毛白杨，捣绒，敷患处。②治咳嗽痰多：鲜毛白杨、鲜蛤蟆草各 60 g，水煎服。③治蛔虫病：毛白杨、母猪藤根、兰花根各 15 g，水煎服。

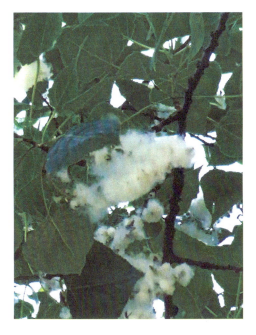
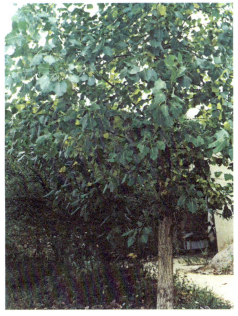

毛冬青

来源及药用部位	冬青科植物毛冬青 *Ilex pubescens* Hook. et Arn. 的根。
形态特征	常绿灌木或小乔木，高 3~4 m。小枝灰褐色，有棱，密被粗毛。叶互生；叶柄密被短毛；叶片卵形或卵圆形，纸质或膜质，先端短渐尖，基部宽楔形或圆钝，边缘疏生小尖齿或近全缘，两面有疏粗毛。花单性，雌雄异株；花序簇生于叶腋；雄花序每枝 1 朵花，花萼裂片三角形，雄蕊比花冠短；雌花序每枝 1~3 朵花，子房卵形，无毛。果球形，熟时红色，分核 6 颗，内果皮近木质。花期 4—5 月，果期 7—8 月。
性味功效	苦、涩，凉。清热解毒，活血通络。
常用配方	①治肺热咳喘：毛冬青 15 g，水煎，加适量白糖服。②治感冒咽痛：毛冬青 15~30 g，水煎服。③治肝阳上亢引起的头痛：毛冬青 30~60 g，加白糖或鸡蛋炖服，或水煎代茶饮。④治刀伤、跌打伤痛：毛冬青适量，水煎，待冷，涂搽患处。

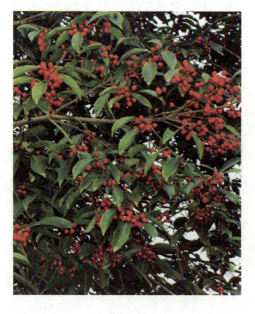
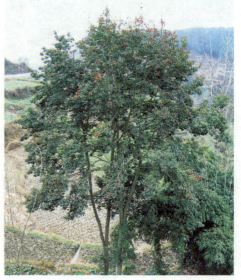

毛花杨桃（毛冬瓜）

来源及药用部位	猕猴桃科植物毛花杨桃 *Actinidia eriantha* Benth. 的根及叶。
形态特征	落叶藤本，长达 10 m。小枝及叶柄密被白色柔毛，后变光滑，具长圆形皮孔；髓白色片状。叶互生；叶片厚纸质，矩圆形至圆形，先端渐尖或钝至短尖，基部近圆形或微心形，边缘有细小锯齿。花大，淡红色，2~3 朵形成叶生聚伞花序；萼与花柄均被白色短柔毛；花瓣 5~6 枚；雄蕊多数，花药黄色；子房圆形，柱头多数。浆果蚕茧状，密被灰白色长柔毛。花期 4—6 月，果期 8—9 月。
性味功效	微辛，寒。清热解毒，利湿，活血消肿。
常用配方	①治肺热失声：鲜毛花杨桃 30 g，水煎，调冰糖温服。②治大头瘟：鲜毛花杨桃适量，磨米泔水，取浓汁搽肿痛处。③治无名肿毒：鲜毛花杨桃适量，捣烂，加适量酒敷患处。④治跌打损伤：鲜毛花杨桃适量，捣烂，敷患处。

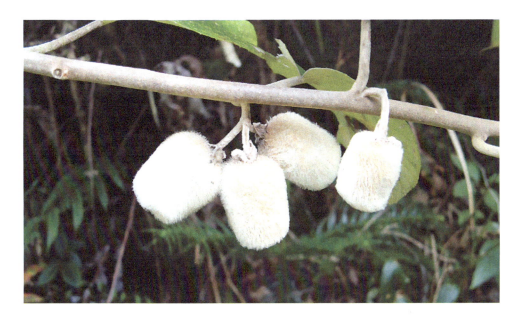

毛鸡屎藤（白鸡屎藤）

来源及药用部位	茜草科植物毛鸡屎藤 *Paederia scandens* var. *tomentosa* (Bl.) Hand.-Mazz. 的根或叶。
形态特征	蔓生藤本，基部木质。小枝密被白色柔毛。叶对生；叶片近膜质，卵形、卵状长圆形至披针形，先端渐尖，基部心形；托叶卵状披针形，老时脱落。聚伞花序排成圆锥状，腋生或顶生；花白紫色；萼狭钟状；花冠钟状，上端5裂，内面红紫色，被粉状柔毛；雄蕊5枚；子房下位。浆果球形，黄色。花期4—6月。
性味功效	甘、酸，平。祛风除湿，清热解毒，理气化积，活血止痛。
常用配方	①治食积饱胀：毛鸡屎藤、隔山消各10 g，水煎服。②治胃痛、腹痛：毛鸡屎藤、小青藤香各10 g，水煎服。③治黄疸：毛鸡屎藤60~90 g，黄豆适量，共磨成浆，煮后饮服。④治湿疹、疥疮：毛鸡屎藤适量，水煎取液，浸洗患部。

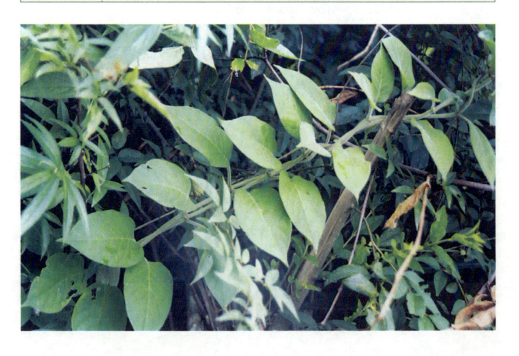

毛青杠

来源及药用部位	紫金牛科植物九节龙 *Ardisia pusilla* A. DC. 的全株。
形态特征	常绿小灌木。匍匐枝长，茎疏分枝，斜上，密被红棕色长毛。叶 3~5 枚成轮生状，卵形或卵状长椭圆形，先端略尖，基部楔形，边缘有疏粗锯齿，有小刺，两面有长毛；叶柄密被毛。伞形花序侧生于鳞叶腋内，萼裂披针形，具腺点；花冠淡红色或白色；雄蕊 5 枚，花药卵形，具腺点；雌蕊 1 枚，子房球形。浆果红色，具腺点。花期夏季。
性味功效	苦、辛，微温。活血通络。
常用配方	①治跌打腰痛、筋骨疼痛：毛青杠茎适量，研末，每次 0.6~1 g，酒吞服。②治肾虚腰痛：毛青杠 6~9 g，炖鸡，喝汤吃鸡。③治中暑：鲜毛青杠适量，井水浸洗去泥，揩干，加白糖捣烂取汁，急灌服。

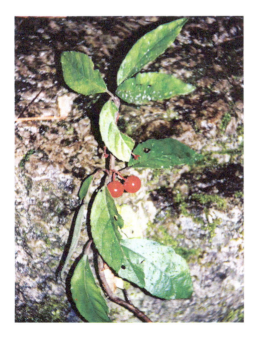 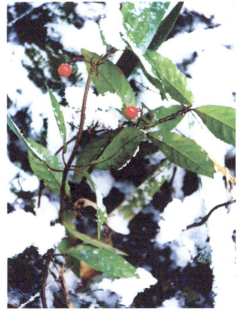

毛 茛

来源及药用部位	毛茛科植物毛茛 *Ranunculus japonicus* Thunb. 的全草。
形态特征	多年生草本，高 50 ~ 90 cm，全株被白色细长毛。根须状，白色，肉质。茎直立，上部分枝。基生叶具长叶柄，叶片近五角形、深裂，两侧裂片又裂；茎中部叶互生，叶片与基生叶同型；茎上部叶无叶柄，深裂，裂片线状披针形，两面均有紧贴的灰白色细毛。花与叶相对侧生，黄色；花瓣 5 枚；雄蕊多数；心皮多数。聚合瘦果近球形或卵圆形。
性味功效	辛、微苦，温；有毒。外用刺激皮肤发泡，散结消肿。
常用配方	①治乳蛾：鲜毛茛、鲜万年青各 50 g，洗净后取汁，用药液滴入咽部 10 s 吐出，用苏打水或盐水漱口数次。②治风火牙痛：鲜毛茛适量，捣烂，置于患牙对侧耳尖部，10 min 左右取下。③治瘰疬：鲜毛茛适量，捣烂为糊，敷患处。

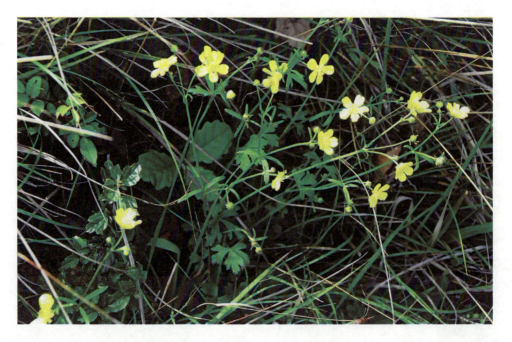

毛脉柳叶菜（柳叶菜）

来源及药用部位	柳叶菜科植物毛脉柳叶菜 *Epilobium amurense* Hausskn. 的全草。
形态特征	多年生草本，高可达 60 cm。根茎细，斜生，棕黄色，密生多数细根。茎具 2 条细棱，棱上密生柔毛，其余近无毛。上部叶互生，无叶柄；下部叶对生，具短叶柄。叶片长椭圆形或卵形，长边缘有不规则细锯齿，两面脉上被短柔毛。花两性，单生于叶腋，粉红色；花瓣 4 枚，倒卵形；雄蕊 8 枚，4 长 4 短；子房下位。蒴果细长圆柱形。种子多数，黄褐色。花期 7—9 月。
性味功效	苦、涩，平。收敛固脱。
常用配方	①治月经不调：毛脉柳叶菜 15 g，地榆 45 g，水煎服。②治泄泻或久痢不止：毛脉柳叶菜 15 g，白头翁 60 g，椿皮 30 g，水煎服。

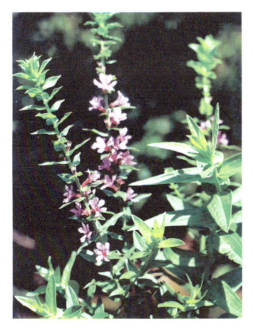
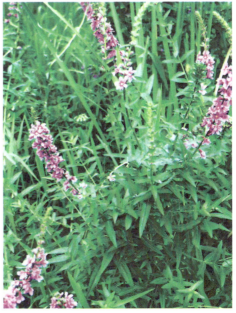

毛蓝耳草（珍珠露水草）

来源及药用部位	鸭跖草科植物蛛丝毛蓝耳草 *Cyanotis arachnoidea* C. B. Clarke 的全草。
形态特征	一年生草本，高 20～40 cm。全株密被柔毛。根多数。根出叶披针形；茎生叶互生；叶片披针形或线状披针形，基部下延成膜质鞘，抱茎，有缘毛，全缘。花茎自基生叶丛中抽出，短穗状花序，稠密，腋生或顶生；总苞心状卵形，边缘对合折叠，基部不相连，有柄；萼片 3 枚，膜质；花瓣深蓝色；雄蕊 6 枚；子房卵形，2 室。蒴果椭圆形。花期 5—9 月，果期 6—11 月。
性味功效	辛、苦，温。通络止痛，利湿消肿。
常用配方	①治风湿痹痛：毛蓝耳草、大风藤各 20 g，四块瓦 15 g，泡酒服。②治四肢麻木：毛蓝耳草 20 g，红禾麻 30 g，清风藤 10 g，水煎服。③治腰痛、水肿：毛蓝耳草 20 g，荷莲豆菜 10 g，水煎服。

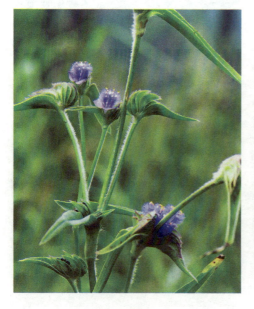
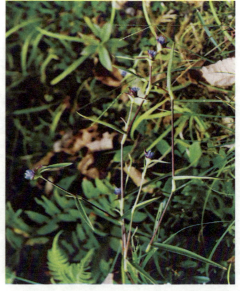

毛蕊草（毛蕊花、大毛叶）

来源及药用部位	玄参科植物毛蕊花 *Verbascum thapsus* L. 的全草。
形态特征	多年生草本，高 1 m 左右。茎直立。单叶互生；茎生叶大而丛状密集，长圆形，往上则逐渐变小，先端渐尖，基部楔形下延，全缘。穗状花序圆柱形，自茎顶伸长；花黄色。蒴果球形，熟时开裂为 2 果瓣。种子多数。花期夏季。
性味功效	辛、苦，寒。清热解毒，止血消瘀。
常用配方	①治跌打腰痛、瘀血肿痛：毛蕊草适量，研末，酒调成糊状，敷患处。②治热毒疮肿：毛蕊草 9 g，水煎服，红糖、白酒为引。

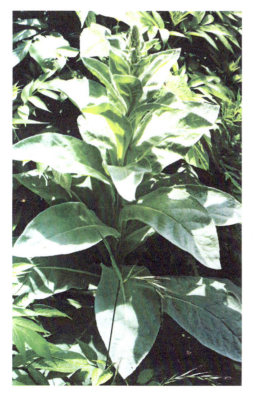
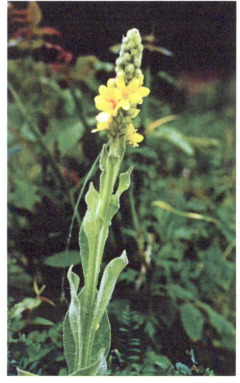

毛麝香

来源及药用部位	玄参科植物毛麝香 *Adenosma glutinosum* (L.) Druce 的全草。
形态特征	多年生草本，高 30～60 cm。茎直立，粗壮，密被多细胞腺毛和柔毛，基部木质化。叶对生；叶片卵形披针形或宽卵形，先端钝，基部浑圆或阔楔形，边缘有钝锯齿，两面均被茸毛。总状花序顶生；萼片 5 枚，后方 1 枚稍宽大，狭披针形；花冠蓝色或紫红色；雄蕊 4 枚；花柱先端膨大。蒴果卵状。花期、果期 7—10 月。
性味功效	辛，温。祛风湿，消肿毒，行气血，止痛痒。
常用配方	①治风湿痹痛：毛麝香适量，水煎取液，浸洗患处。②治小儿麻痹：毛麝香 15～30 g，水煎服。③治跌打损伤、蛇咬伤局部肿痛：鲜毛麝香适量，捣烂，敷患处。

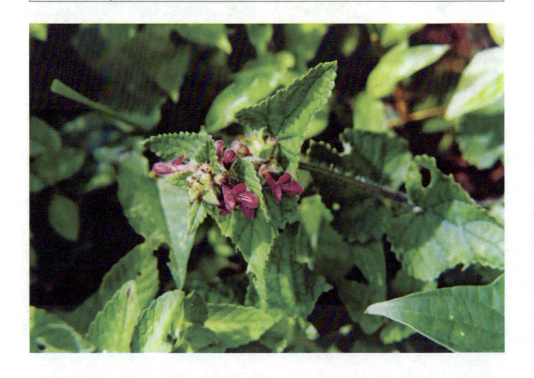

升　麻

来源及药用部位	毛茛科植物升麻 *Cimicifuga foetida* L. 的根茎。
形态特征	多年生草本，高 1~2 m。根茎呈不规则块状，有洞状茎痕，须根多而长。茎直立，分枝。数回羽状复叶；叶柄密被柔毛；小叶片卵形或披针形，边缘有深锯齿，上面绿色，下面灰绿色，两面被短柔毛。复总状花序着生于叶腋或枝顶；花两性；萼片 5 枚，白色，具睫毛；雄蕊多数；心皮 2~5 枚、被腺毛，胚珠多数。蓇葖果长矩圆形，略扁。种子 6~8 粒。花期 7—8 月，果期 9 月。
性味功效	辛、甘，微寒。发表透疹，清热解毒，升举阳气。
常用配方	①治外感风热头痛、麻疹不透、乳蛾、痄腮：升麻、葛根、前胡、黄芩、栀子各等份，共研粗末，每次 12 g，水煎服。②治口热生疮、咽喉肿痛：升麻 10 g，黄连 4.5 g，共研末，绵裹含，咽汁。③治胃热齿痛：升麻 12~15 g，水煎取液，趁热漱口后咽之。④治气虚久泻脱肛、胃及子宫下垂：升麻、柴胡、陈皮各 6 g，党参、黄芪、当归各 12 g，水煎服。

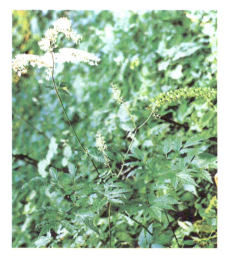
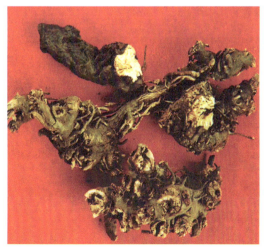

长春花

来源及药用部位	夹竹桃科植物长春花 *Catharanthus roseus* (L.) G. Don 的全株。
形态特征	半灌木或多年生草本，高达 60 cm。茎近方形，有条纹。叶对生；叶片膜质，倒卵状长圆形，先端浑圆，基部广楔形渐狭而成叶柄。聚伞花序腋生或顶生；花 2~3 朵；萼片披针形；花冠红色，高脚碟状，喉部紧缩；雄蕊生于花冠筒上半部；子房由 2 枚离生心皮组成，柱头头状。蓇葖果 2 个，直立，外果皮厚纸质。种子黑色，两端截形。花期、果期几乎全年。
性味功效	甘、微苦，凉。清热平肝，利水消肿。
常用配方	①治烧烫伤、疮疡：鲜长春花适量，捣烂，敷患处。②治肝阳上亢引起的头痛、眩晕：长春花 6~9 g，水煎服。

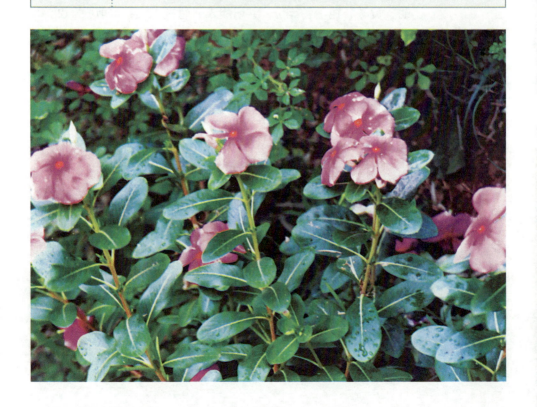

化金丹

来源及药用部位	豆科植物四棱猪屎豆 *Crotalaria tetragona* Roxb. ex Andr 的全草。
形态特征	灌木状多年生直立草本，高 80~100 cm。茎枝四棱形，被光亮短毛。单叶互生；叶柄短；托叶线性，密被毛；叶片薄膜质，线状披针形或长圆状线形，先端渐尖，具细长短尖头，基部圆形或钝，两面被毛。总状花序顶生或腋生；花 6~10 朵；花梗被毛；苞片披针形；花萼二唇形；萼片披针形；蝶形花冠黄色；旗瓣圆形；雄蕊 10 枚；子房花柱弯曲。荚果长圆形，被棕黄色短毛。种子扁平。花期 9—10 月，果期 12 月至翌年 2 月。
性味功效	苦、辛，凉。清热解毒，利湿通淋，行气止痛。
常用配方	①治热淋小便涩痛：化金丹 9 g，米酒为引，煎服。②治腹痛：化金丹 30 g，水煎服。

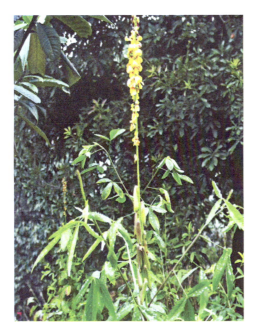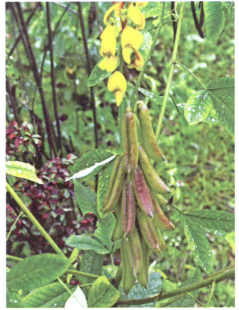

化　香

来源及药用部位	胡桃科植物化香树 *Platycarya strobilacea* Sieb. et Zucc. 的叶或果实。
形态特征	落叶乔木，高达 10 m。奇数羽状复叶互生；小叶片 15～17 枚，互生或对生；叶片长椭圆形或卵状椭圆形，先端尖，基部楔形或圆形，边缘有细锐齿，两面疏被短毛。雄花荑黄花序；雌花序球形，着生于新枝梢。果球形，果鳞长三角形、螺旋状排列，暗褐色。
性味功效	辛，热；有毒。解毒，杀虫，消肿。
常用配方	①治癞头疮：化香叶 30 g，石灰 6 g，开水 1 杯，混合泡 2 h 后，用鸭毛蘸药水搽患处，每日 2 次。②治疥、癣、无名肿毒：化香叶适量，水煎取液，洗患处。

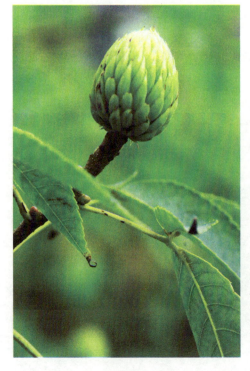
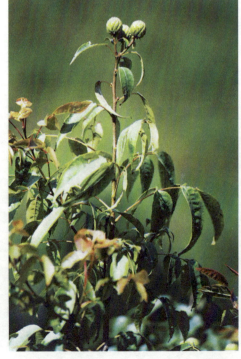

化橘红

来源及药用部位	芸香科植物化州柚 *Citrus grandis* Tomentosa 的近成熟外果皮。
形态特征	常绿乔木，高 5~10 m。小枝扁，幼枝及新叶被短柔毛或有刺。叶互生；叶柄有倒心形宽叶翼；叶片长椭圆形，先端钝圆或微凹，基部圆钝，边缘浅波状或有钝锯齿；叶背主脉有短柔毛，有半透明油腺点。花单生或总状花序腋生；花萼杯状，4~5浅裂；花瓣 4~5 枚，白色；雄蕊 25~45 枚；雌蕊 1 枚，子房长圆形，柱头扁头状。柑果梨形、倒卵形或扁圆形，熟时柠檬黄色。种子扁圆形或扁楔形，白色或带黄色。花期 4—5 月，果期 10—11 月。
性味功效	辛、苦，温。燥湿化痰，理气，消食。
常用配方	①治寒痰咳喘：化橘红、半夏各 15 g，川贝母 9 g，共研末，每次 6 g，热水送服。②治久病咳嗽：过江龙 30 g，化橘红 15 g，杏仁 9 g，水煎服。

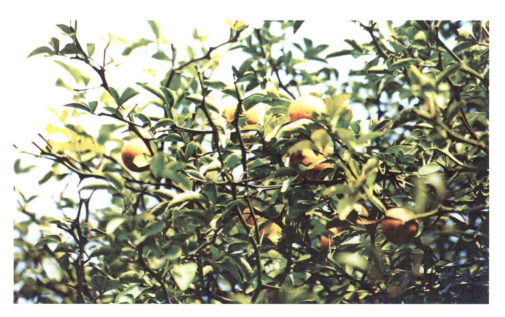

反背红（血盆草）

来源及药用部位	唇形科植物贵州鼠尾草 *Salvia cavaleriei* Lévl. 的全草。
形态特征	多年生草本。茎四方形，上部略分枝，被细柔毛。根生叶丛生；叶柄长；叶片长卵圆形，下面紫红色，先端渐尖或钝形，基部略呈心形，边缘圆齿形；叶脉明显，背面脉上被茸毛。轮状总状花序，每轮着生花 3～8 朵，紫红色，唇形。
性味功效	苦，凉。凉血止血，消热利湿。
常用配方	①治吐血、咯血：反背红、地锦、土大黄各 30 g，水煎服。②治崩漏：反背红、石灰菜各 30 g，水煎服。③治外伤出血：反背红适量，捣烂，敷患处。

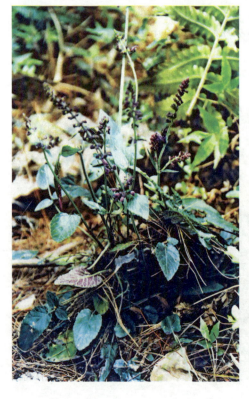
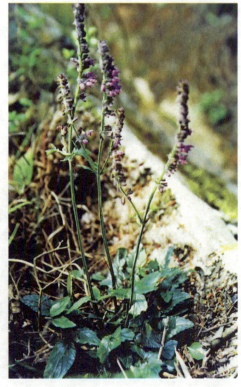

月见草（夜来香）

来源及药用部位	柳叶菜科植物月见草 *Oenothera biennis* L. 的根。
形态特征	两年生草本，高达 1 m。根粗壮，肉质。茎直立，粗壮，疏生白色硬毛。基生叶莲座状；叶柄长；叶片倒披针形，密生白色伏毛。下部茎生叶有柄；叶片披针形，边缘有稀疏浅牙齿。上部叶渐小，无叶柄。花单生于茎上部叶腋；花瓣 2 枚，黄色，平展；雄蕊 8 枚；子房下位，4 室。蒴果长圆形。种子有棱角，紫褐色。花期 6—7 月，果期 7—8 月。
性味功效	甘，温。强筋壮骨，祛风除湿。
常用配方	①治风湿痹痛：月见草 30 g，铁筷子 15 g，泡酒服，每日 2 次，每次 15 mL。②治跌打损伤、筋骨疼痛：月见草、散血草、透骨消、大马蹄、巴岩姜各 15 g，水煎服。

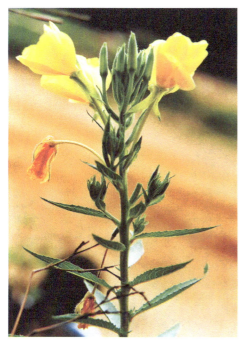
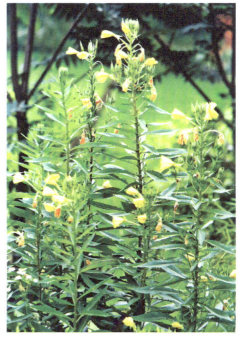

月季花（月季）

来源及药用部位	蔷薇科植物月季 *Rosa chinensis* Jacq. 的花。
形态特征	常绿或半常绿灌木，高 0.5～1 m。茎直立或披散，茎与枝均有粗壮而略带钩状的皮刺，有时无刺。单数或羽状复叶；小叶 3～5 枚，少数 7 枚；叶片宽卵形或卵状矩圆形，先端尖，基部楔形或圆形；叶柄和叶轴散生皮刺和短腺毛；托叶附生于叶柄，边锯有腺毛。花常数朵聚生；花梗长；花萼裂片卵形；花冠红色或玫瑰色；花瓣多数。花期 5—9 月，果期 8—11 月。
性味功效	甘、苦，温。活血调经，解毒消肿。
常用配方	①治月经不调、痛经、闭经：月季花 15 g，当归、茺蔚子、香附、丹参各 6 g，水煎服。②治跌打损伤、瘀血肿痛：月季花适量，土鳖虫 3 g，捣烂，敷患处。③治淋巴结结核肿痛未溃：鲜月季花适量，夏枯草、生牡蛎各 6 g，捣烂，敷患处。④治肝阳上亢引起的眩晕、烦躁：月季花 9～15 g，开水泡服，每日 1 次。

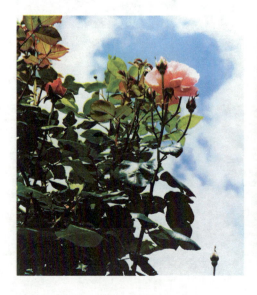
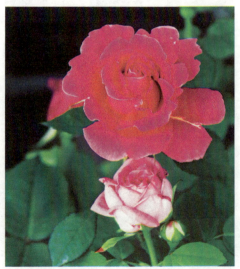

风气草

来源及药用部位	菊科植物下田菊 *Adenostemma lavenia* (L.) O. Kuntze 的全草。
形态特征	多年生草本，高 30~100 cm。茎直立，多单生，上部叉状分枝、具白色短柔毛，下部光滑无毛。叶对生，有狭翼；基生叶小，花期凋落；中部叶卵圆形或卵状椭圆形，先端锐尖或圆钝，基部圆楔形或楔形，边缘有圆锯齿，两面疏被柔毛。头状花序小；总苞半球形，总苞片 2 层，近等长，狭长椭圆形；管状花 5 齿裂。瘦果倒椭圆形，有腺点或细瘤。花期、果期 9—10 月。
性味功效	辛、微苦，凉。清热解毒，祛风除湿。
常用配方	①治感冒发热：风气草、姨妈菜、生姜各 9 g，水煎服。②治湿热黄疸、胁痛：鲜风气草 90~120 g（干品 30~60 g），水煎服。③治风湿痹痛：风气草 120 g，泡入 500 mL 白酒中 1 周，早、晚各饮药酒 30 mL。

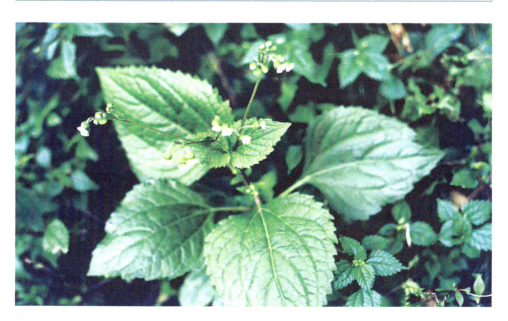

风轮菜（断血流）

来源及药用部位	唇形科植物风轮菜 *Clinopodium chinense* (Benth.) Kuntze 的地上部分。
形态特征	多年生草本。茎方形，多分枝，高 20～60 cm。全体被柔毛。叶对生；叶片卵形，先端尖或钝，基部楔形，边缘有锯齿。花密集成轮伞花序，腋生或顶生；苞片线形、钻形，边缘有长缘毛；花萼筒状，绿色，具 5 枚齿；花冠淡红色或紫红色，上唇半圆形；雄蕊 2 枚；花柱着生子房底。小坚果宽卵形，棕黄色。
性味功效	辛，凉。凉血止血，清热解毒。
常用配方	①治崩漏、尿血、鼻衄：鲜风轮菜 20～30 g，水煎服。②治感冒：风轮菜 15 g，柴胡 9 g，水煎服。③治腹痛：风轮菜 30 g，水煎服。

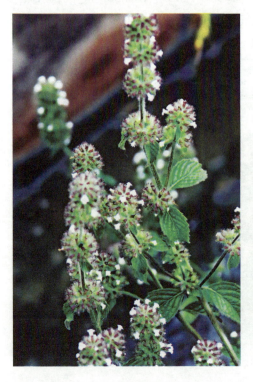
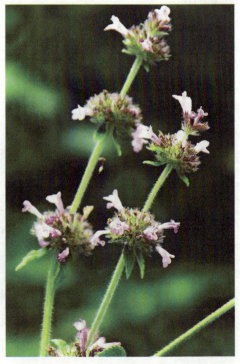

丹　参

来源及药用部位	唇形科植物丹参 *Salvia miltiorrhiza* Bunge 的根及根茎。
形态特征	多年生草本，高 30 ~ 80 cm，全株密被柔毛。根圆柱形，砖红色。茎直立，四棱形，上部多分枝。羽状复叶对生；小叶 5 ~ 7 枚；叶片卵形或卵状椭圆形，先端尖，基部楔形或圆形，边缘有锯齿，两面密被白色柔毛。轮伞花序腋生或顶生，每轮有花 3 ~ 10 朵；花萼钟状，紫色；雄蕊 2 枚；子房深 4 裂。小坚果 4 枚。花期 5—8 月，果期 8—9 月。
性味功效	苦，寒。活血调经，凉血消痈、养血安神。
常用配方	①治月经不调、痛经：丹参、益母草各 15 g，桃仁、红花各 10 g，水煎服。②治头痛：丹参 30 g，钩藤、牛膝、僵蚕各 9 g，水煎服。③治脾虚肝郁胁痛、食少：丹参、板蓝根各 15 g，郁金 12 g，水煎服。

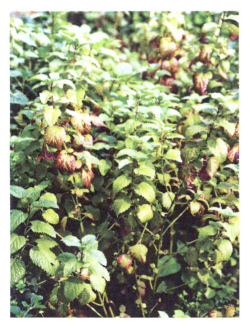
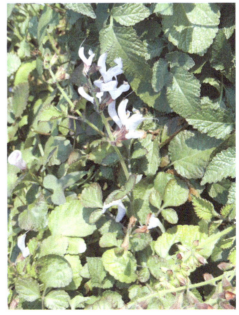

乌芋（荸荠、马蹄）

来源及药用部位	莎草科植物荸荠 *Eleocharis tuberosa* Schult. 的块茎。
形态特征	多年水生草本。有细长的匍匐根状茎。无叶片；在秆的基部有 2~3 个叶鞘，叶鞘口斜。小穗顶生，圆柱形；有多数花；鳞片螺旋状排列，灰绿色，有棕色细点，近革质。小坚果宽倒卵形，双凸状，顶端不收缩，有颈并成领状的环，环宽为小坚果的一半。
性味功效	甘，寒。清热生津，化痰消积，明目退翳。
常用配方	①治肺热伤阴、咳嗽痰黏：乌芋 30~60 g，海蜇皮 10~12 g，水煎服。②治小儿口疮：乌芋适量，烧存性，研末，涂患处。③治秋季感冒发热、口渴：鲜乌芋 60~120 g，捣汁或水煎服，每日 2~3 次。④治大便下血：鲜乌芋 100 g，加红糖 20 g，水煎服。

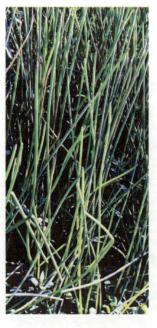

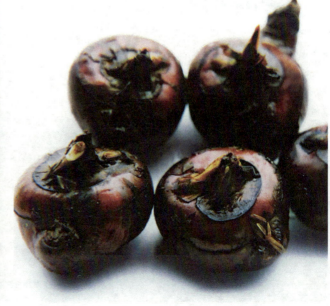

乌 药

来源及药用部位	樟科植物乌药 *Lindera aggregata* (Sims) Kosterm. 的块根。
形态特征	常绿灌木或小乔木，高达 4 ~ 5 m。根木质，膨大粗壮。树皮灰绿色。小枝幼时密被锈色短柔毛；老枝光滑无毛。叶互生；叶片革质，椭圆形至广椭圆形，先端渐尖或尾部渐尖，全缘，上面绿色。伞形花序腋生；花单性，雌雄异株；花黄绿色；花被片 6 枚。核果近球形，成熟时黑色。
性味功效	辛，温。行气止痛，温肾散寒。
常用配方	①治胸胁闷痛：乌药、薤白、瓜蒌皮、延胡索各 6 g，水煎服。②治胃脘痛：乌药、青木香各等份，研末，水泛为丸，每次服 3 ~ 7.5 g，每日 2 次。③治痛经：乌药、香附、生姜各 9 g，砂仁、木香（后下）各 6 g，水煎服。④治小儿疳积：乌药、鸡内金各等份，加入适量青黛，共研细末，混匀，每日早晨空腹用温开水送服 3 ~ 6 g。

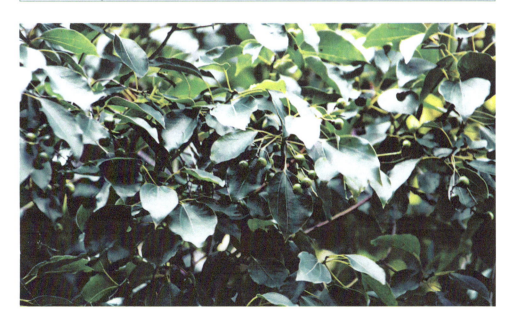

乌韭（乌蕨）

来源及药用部位	鳞始蕨科植物乌蕨 *Stenoloma chusana* (L.) Ching 的全草。
形态特征	多年生草本。根基短，横走。叶对生；叶片长圆状披针形；三回羽状深裂，羽片 10~15 对；二回羽片 6~10 对，羽片近卵形。孢子囊群小，生于裂片先端的小脉先端，囊群盖厚纸质。
性味功效	微苦，寒。清热解毒，利湿，止血。
常用配方	①治湿热泻痢：乌韭、水蜈蚣各 30~50 g，水煎服。②治湿热黄疸：乌韭、凤尾草、水葵花根各 20 g，水煎服。③治吐血：乌韭 20 g，反背红 30 g，水煎服。④治乳痈肿痛：鲜乌韭适量，捣烂，敷患处。⑤治烫伤：乌韭适量，研末，取适量药末用油调匀后搽患处。

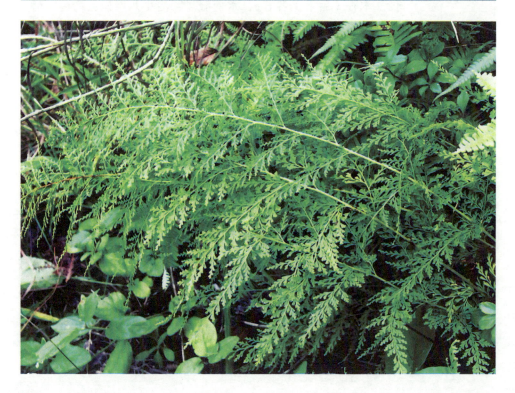

乌桕（木蜡树、桊子树）

来源及药用部位	大戟科植物乌桕 *Sapium sebiferum* (L.) Roxb. 的根皮、叶。
形态特征	落叶乔木，高达 15 m，含白色乳液。叶互生；叶片菱状卵形，先端短尖，全缘，下面初时白粉色，后渐变成黄绿色，秋季为红色。花单性同株，密集成顶生的穗状花序；花小，黄绿色，无花瓣及花盘。雄花每 3 朵有 1 苞，生于花序顶部；花萼杯状。雌花 1～4 朵生于花序基部；花萼 3 深裂；子房 3 室。蒴果椭圆状球形，成熟时褐色。花期 7—8 月，果期 10—11 月。
性味功效	苦，微温。消肿，解毒，利尿，泻下。
常用配方	①治血吸虫病：乌桕根皮 10～15 g，水煎服。②治皮肤湿疹：乌桕叶 200 g，水煎取液，候温浸洗患处。③治肠痈腹痛：鲜乌桕根皮 15 g，鲜蛇莓 60～120 g，水煎服。④治跌打损伤：鲜乌桕根皮 30 g，水煎服。

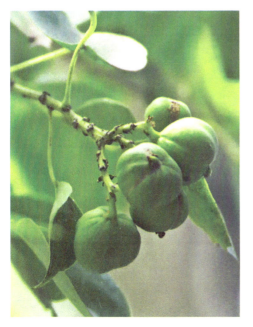
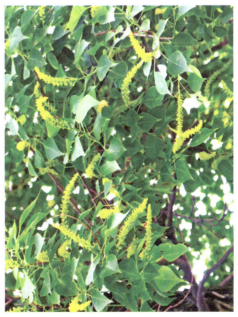

乌贼骨（海螵蛸）

来源及药用部位	乌贼科动物无针乌贼 *Sepiella maindroni* de Rochebrune 或金乌贼 *Sepia esculenta* Hoyle 的内壳。
形态特征	无针乌贼：体中等大，胴部椭圆形，长为宽的 2 倍。胴后端腹面有一腺孔，常常流出红色腥臭汁液。鳍前端略窄，渐向后端宽。内壳长椭圆形，长略为宽的 3 倍。末端无骨针，肛门附近有墨囊。
性味功效	咸、涩，微温。固精止带，收敛止血，制酸止痛，收湿敛疮。
常用配方	①治崩漏下血：乌贼骨 12 g，黄芪、白术、山茱萸、茜草各 10 g，水煎服。②治胃痛、吞酸：乌贼骨 500 g，甘草 500 g，白及 500 g，丁香 50 g，大贝母 50 g，法半夏 50 g，研末，混匀，去渣留 900 g，每次 3 g，每日 3 次，饭前温开水送服。③治肺虚咳喘：乌贼骨 60 g，地龙 60 g，百部 15 g，共研末，加白糖 200 g，每次服 6 g，每日 3 次。④治外伤出血：乌贼骨粉、蒲黄炭各等份，研末，混匀，取适量撒于患处。

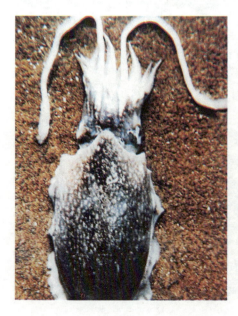
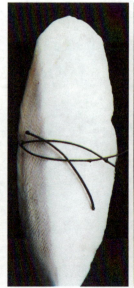
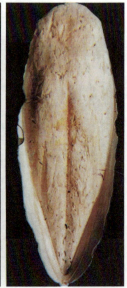

乌梢蛇

来源及药用部位	游蛇科动物乌梢蛇 *Zaocys dhumnades* (Cantor) 除去内脏的全体。
形态特征	体躯长、大，可达 2 m。头扁圆，头和颈部分界不明显。眼大，鼻孔大而椭圆。吻鳞略露于头顶。上唇鳞 8 枚，颊鳞 1 枚；眶前鳞 2~3 枚，眶后鳞 2 枚；背鳞前段 16 行，后段 14 行；腹鳞 186~205 枚，肛鳞对裂；尾下鳞 121~128 枚。体色变异大，幼时绿色，成熟蛇体绿褐色、棕褐色到黑褐色。
性味功效	甘，平。祛风通络，定惊止痉。
常用配方	①治风湿痹痛：乌梢蛇 15~20 g，防风、天南星、白附子各 10 g，水煎服。②治痛风：乌梢蛇、川乌、草乌、乌梅子各 15 g，浸入 500 mL 白酒内 1 周，用时取适量药酒外擦痛处至有热感为度，每日 2~3 次。③治小儿麻痹症患肢瘫痪尚未成畸形：乌梢蛇适量，炒后研末，每日 6~9 g，分次黄酒送服。

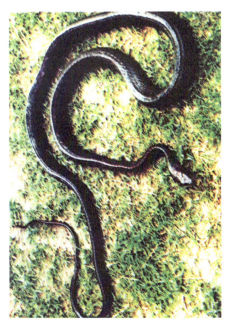
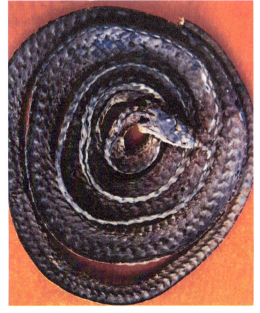

乌 梅

来源及药用部位	蔷薇科植物梅 *Armeniaca mume* Sieb. 的近成熟果实。
形态特征	落叶乔木，高可达 10 m。树皮淡灰色或淡绿色。单叶互生；叶片卵形至长圆状卵形，边缘具细锐锯齿。花单生或簇生，白色或粉红色，芳香，先叶开放；苞片鳞片状，褐色；萼筒钟状，裂片 5 枚；雄蕊多数；雌蕊 1 枚，子房密被毛。核果球形，一侧有浅槽，熟时黄色，核硬。花期 1—2 月，果期 5—6 月。
性味功效	酸，温。收敛生津，安蛔驱虫。
常用配方	①治久咳不止：乌梅 10 g，兔耳风 20 g，大毛香 20 g，水煎服。 ②治津伤口渴：鲜乌梅 10 g，鲜甘蔗 50 g，捣烂取汁，饮服。 ③治崩漏下血：乌梅 10 g，陈棕炭、红砖块各 30 g，水煎服。 ④治蛔虫腹痛：乌梅、川楝子、阳荷根各 10 g，水煎服。

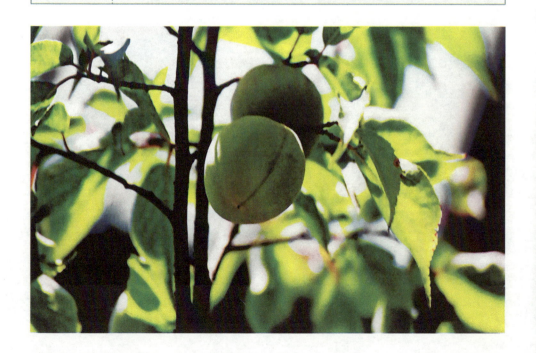

乌棒子（水黄杨木）

来源及药用部位	远志科植物尾叶远志 *Polygala caudata* Rehd. et Wils. 的根。
形态特征	灌木，高 1 m 以上。单叶在枝端互生；叶柄极短；叶片椭圆状披针形、披针形或倒卵形，先端长渐尖呈尾状，基部渐狭，全缘，下面黄绿色。紫白色总状花序生于近枝端；萼片黄色；花瓣 5 枚，两侧 2 枚基部与雄蕊鞘合生；雄蕊 8 枚；花丝部分合生成鞘。蒴果长圆状倒卵形，边缘具狭翅。种子棕褐色。花期 11 月至翌年 5 月，果期 5—11 月。
性味功效	苦，平。止咳平喘，清热利湿。
常用配方	①治肺热咳嗽有痰：乌棒子、鱼腥草、虎杖各 20 g，水煎服。②治哮喘：乌棒子、矮地茶各 20 g，水煎服。③治风湿痹痛：乌棒子、马鞍叶、龙须藤各 20 g，水煎服。④治小便淋沥或尿血：乌棒子、八月瓜根、白茅根各 15 g，水煎服。

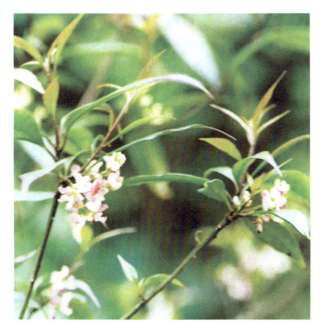
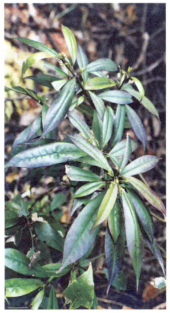

乌蔹莓（母猪藤）

来源及药用部位	葡萄科植物乌蔹莓 *Cayratia japonica* (Thunb.) Gagnep. 的根或藤茎。
形态特征	多年生草质藤本。茎带紫红色或绿色，有纵棱；卷须二歧分枝，与叶对生。鸟足状复叶互生；小叶 5 枚；叶片膜质，椭圆形，披针形或倒卵状矩圆形，先端短渐尖或急尖，边缘有锐锯齿；中间小叶较大。聚伞花序伞房状，腋生或假腋生；花小，黄绿色；花萼不明显；花瓣 4 枚；雄蕊 4 枚；子房陷于 4 裂的花盘内。浆果倒卵形，成熟时黑色。花期 5—6 月，果期 8—10 月。
性味功效	酸、苦，寒。活血化瘀，清热解毒。
常用配方	①治骨折肿痛：鲜乌蔹莓、玉枇杷、土三七各适量，捣烂，敷患处。②治风湿痹痛：乌蔹莓、追风伞、虎掌草各 20 g，水煎服。③治癫痫：乌蔹莓、蓖麻子根、岩兰花根各 20 g，水煎服。④治咽喉肿痛：乌蔹莓、朱砂根、瓜子金各 10 g，水煎服。

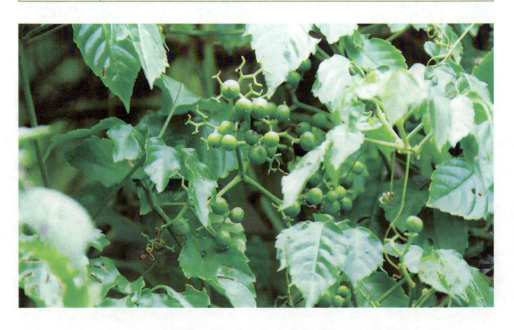

乌蔹连（如意草、乌泡连）

来源及药用部位	堇菜科植物萱 *Viola moupinensis* Franch. 的全草。
形态特征	多年生草本。无地上茎，匍匐枝长达 30 cm。根茎粗大，垂直或斜生，节密生。叶基生，莲座状；叶柄长 4~14 cm；托叶离生，卵形；叶片心形或肾状心形，花后增大呈肾形，先端急尖或渐尖，基部弯缺或宽三角形，边缘具钝锯齿。花较大，淡紫色或白色，有紫色条纹；花梗细弱；萼片披针形；花瓣 5 枚；雄蕊 5 枚；子房无毛，柱头平截。蒴果椭圆形，无毛，有褐色腺点。花期 4—6 月，果期 5—7 月。
性味功效	苦、涩、寒。清热解毒，活血止痛，止血。
常用配方	①治痈疽红肿疼痛：鲜乌蔹连适量，水煎服。②治疔疮：乌蔹连 15 g，水煎服。③治乳痈：乌蔹连、黄瓜香、拦路虎各等量，捣烂，拌酒糟或用酒炒热，敷患处。④治麻疹：乌蔹连、金银花各 9 g，水煎服。

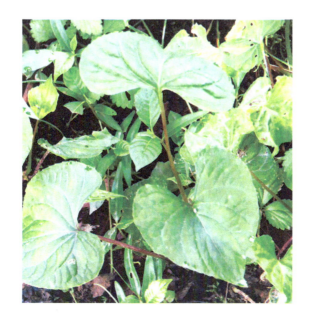

凤仙花

来源及药用部位	凤仙花科植物凤仙花 *Impatiens balsamina* L. 的花或根。
形态特征	一年生直立草本。茎粗壮，肉质。叶互生；叶片披针形，先端长尖，边缘有深锯齿，基部楔形；叶柄有腺体。花两性，腋生，粉红色、红色、紫色、白色或杂色；单瓣或重瓣；萼3枚；花瓣5枚；雄蕊5枚。蒴果被柔毛，熟后弹裂而成5枚旋卷的果瓣。种子多数，球形，黑色。花期6—8月，果期9月。
性味功效	辛、苦，温。祛风除湿，活血止痛。
常用配方	①治风湿痹痛：凤仙花、防风、苍术、黄柏各9 g，鸡血藤15 g，牛膝12 g，水煎服。②治跌打损伤：凤仙花根适量，研末，每次2~3 g，水、酒各半吞服，每日1次。③治血滞闭经腹痛：凤仙花12 g，桃仁、红花各6 g，水煎服。④治带下：凤仙花根、乌贼骨各30 g，水煎服。

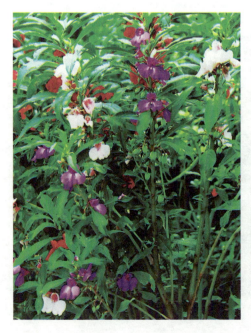
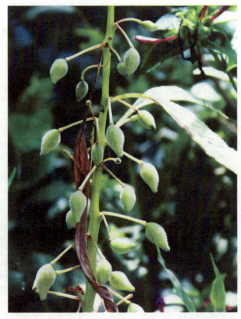

凤仙透骨草（透骨草）

来源及药用部位	凤仙花科植物凤仙花 *Impatiens balsamina* L. 的茎。
形态特征	见"凤仙花"。
性味功效	辛、苦，温。祛风除湿，活血止痛。
常用配方	①治风湿痹痛：凤仙透骨草、木瓜各15 g，威灵仙12 g，桑枝30 g，水煎服。②治寒气侵袭引起的筋骨、关节、肌肤冷痛：凤仙透骨草汁、老姜汁、蒜汁、葱汁、韭汁各等份，熬膏，用时烘热后敷贴患处。③治跌打损伤：凤仙透骨草、当归、赤芍各9 g，水煎服。④治癣：凤仙透骨草、土大黄、白矾各适量，共捣为末，醋调搽患处。

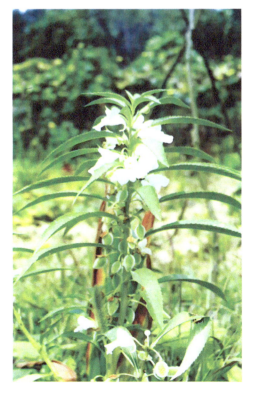
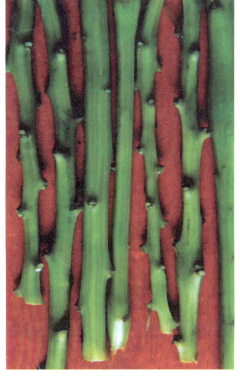

凤尾草

来源及药用部位	凤尾蕨科植物凤尾草 *Pteris multifida* Poir. 的全草。
形态特征	多年生草本。根状茎短，直立，顶端密被深褐色钻形鳞片。叶丛生，具叶柄，光滑无毛。孢子叶一回羽状全裂；下部叶片2~3叉，羽片条形，先端渐尖，不育，边缘锯齿状，向下为全缘。营养叶的小羽片较宽，边缘有细尖锯齿。孢子囊群沿叶背边缘连续着生，囊群盖灰色，膜质，全缘。
性味功效	苦、淡，寒。清热利湿，消肿止痛。
常用配方	①治湿热泄泻：凤尾草30 g，铁苋菜、地锦草各15 g，水煎服。②治胁痛、口苦：凤尾草60 g，虎杖15 g，蕹菜30 g，水煎服。③治湿热淋证：凤尾草、白茅根、蒲公英、石韦、车前草各15 g，水煎服。④治咳嗽、咯血：凤尾草、猪鬃草各30 g，三匹风、大茅香各10 g，水煎服。

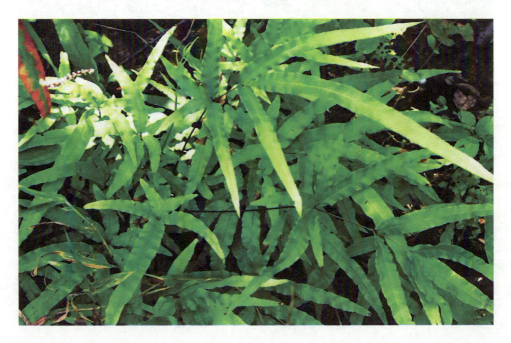

凤凰木

来源及药用部位	豆科植物凤凰木 *Delonix regia* (Bojer) Rafin. 的树皮。
形态特征	落叶乔木，高达 20 m 或以上。二回羽状复叶互生；羽片 30~40 枚，每枚羽片有小叶 40~80 枚；小叶片椭圆形，两端圆，上面绿色，下面淡绿色，两面疏生短柔毛。总状花序顶生或腋生；花萼基部合生成短筒，萼齿 5 枚，长椭圆形；花瓣 5 枚，红色，有白色或黄色花斑纹，近圆形，有长爪；雄蕊 10 枚，分离，红色；子房近无柄，胚珠多数。荚果条形，下垂，木质。种子多数。花期 5 月，果期 10 月。
性味功效	甘、淡，寒。平肝潜阳。
常用配方	治肝热上扰引起的眩晕、心烦：凤凰木 6~15 g，水煎服。

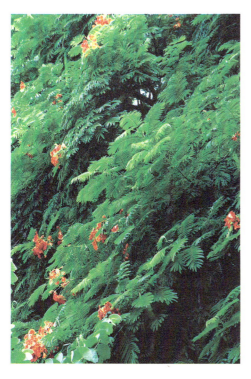
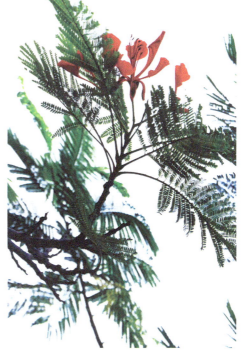

勾儿茶（黄鳝藤）

来源及药用部位	鼠李科植物多花勾儿茶 *Berchemia floribunda* (Wall.) Brongn. 的茎叶或根。
形态特征	藤状落叶灌木，高达 1.5 m。树皮黄褐色，略光滑，有黑色块状斑。叶互生；叶柄长 1～2 cm；托叶披针形，宿存；叶片卵形至卵状椭圆形，先端钝或渐尖，基部圆形，全缘，上面淡绿色，下面灰白色；侧脉 7～12 对。花两性，多数簇生，排成顶生的宽聚伞形圆锥花序；花小，粉绿色；花萼 5 裂；花瓣 5 枚；雄蕊 5 枚；子房 2 室。核果圆柱状椭圆形，熟时紫黑色。花期 7—8 月，果期至翌年 4—7 月。
性味功效	甘、涩，微温。祛风除湿，活血止痛。
常用配方	①治肺痨咳嗽、咯血：勾儿茶 30～60 g，水煎服。②治风湿痹痛：勾儿茶根 60 g，五加皮根、钩藤根各 30 g，猪蹄 1 个，共炖食。③治跌打损伤肿痛：鲜勾儿茶根适量，捣烂，调红酒敷患处。④治湿热黄疸：勾儿茶 30～60 g，金不换 12～15 g，水煎服。

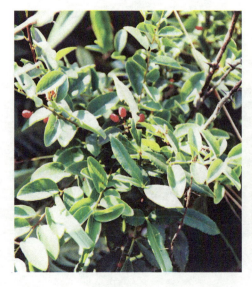 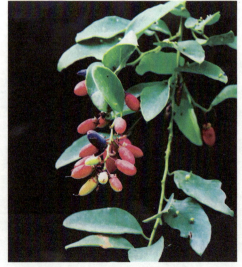

六月雪

来源及药用部位	茜草科植物六月雪 *Serissa japonica* (Thunb.) Thunb. 的全株。
形态特征	落叶小灌木，高 30~100 cm。枝粗壮，灰色。叶较小，对生；有短叶柄；托叶膜质；叶片狭椭圆形或椭圆状倒披针形，先端短尖，基部渐狭，全缘，两面无毛或下面被疏毛。花无梗，生于小枝顶端或近顶部叶腋；苞片 1 枚，白色膜质；萼片 3 裂，三角形；花冠管状，白色；雄蕊 5 枚；雌蕊 1 枚，子房下位，有 5 条棱。核果近球形，有 2 个分核。花期 4—6 月，果期 9—11 月。
性味功效	淡，平。清热利湿，凉血解毒。
常用配方	①治疟腮肿痛：六月雪 15~30 g，板蓝根 15 g，水煎服。②治流行性感冒：六月雪、千里光、土牛膝、白茅根各 15 g，留兰香 3 g，水煎服。③治牙龈肿痛：六月雪 20 g，水煎取液，含漱。④治痛经、带下：六月雪、杠板归各 30 g，水煎服。

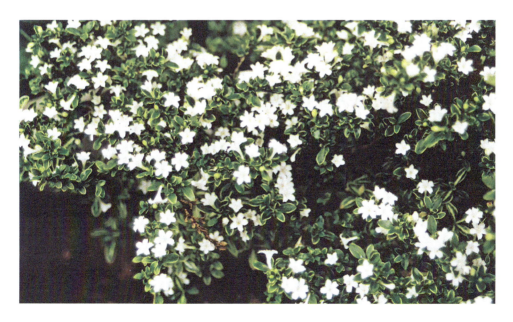

六道木（通花梗）

来源及药用部位	忍冬科植物短枝六道木 *Abelia engleriana* (Graebn.) Rehd. 的根或果实。
形态特征	灌木。幼枝有短柔毛。叶对生；叶片卵形、椭圆状卵形或椭圆状披针形，先端尖或渐尖，基部楔形，边缘疏生小锯齿，绿色有光泽，背脉上疏生白色微毛；叶柄短或近于无。花数朵，腋生或顶生于短侧枝上；萼片2枚；花冠玫瑰红色，5裂；雄蕊4枚；子房下位，3室。瘦果顶部有膨大的宿存萼片。花期6—7月。
性味功效	苦、涩，平。清热燥湿，祛风通络。
常用配方	①治感冒发热：六道木、忍冬藤各15 g，水煎服。②治牙痛：六道木适量，水煎取液，含漱。③治风湿痹痛：六道木、水麻柳各15 g，水煎服。④治疮痈肿毒：鲜六道木适量，捣烂，敷患处。

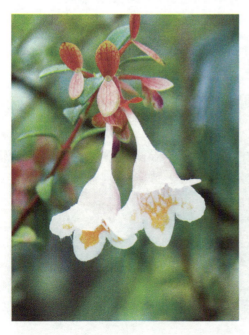
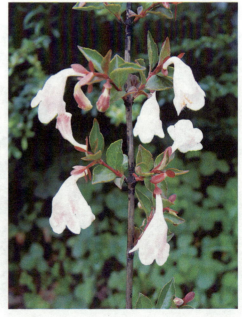

文　竹

来源及药用部位	百合科植物文竹 *Asparagus setaceus* (Kunth) Jessop 的块根。
形态特征	多年生攀缘藤本。茎藤可长达高 4 m。根细长，稍肉质。茎分枝极多，分枝表面平滑。叶状枝常 10～14 枚成簇，刚毛状，略具三棱形。叶呈鳞片状，基部有短小的刺状距。花两性，白色，常 1～3 朵腋生；花被倒卵状披针形。浆果小球形，熟时紫黑色。花期 9—10 月，果期冬季至翌年春季。
性味功效	苦、甘，寒。润肺止咳，凉血通淋。
常用配方	①治肺热咯血、咳嗽：文竹 12～24 g，开水冲泡或冰糖炖服。 ②治小便淋沥：文竹 30 g，水煎服。

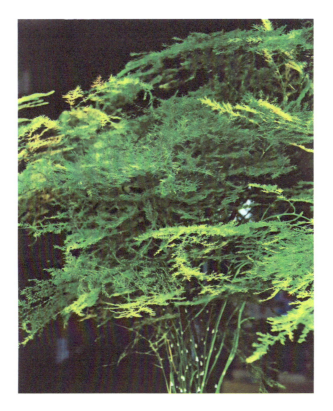

文殊兰（罗裙带、扁担叶）

来源及药用部位	石蒜科植物文殊兰 *Crinum asiaticum* var. *sinicum* (Roxb. ex Herb.) Baker 的叶和鳞茎。
形态特征	多年生草本。叶多数聚生于茎顶；叶片剑形，长可达 1 m，先端渐尖，全缘，基部抱茎。花茎直立，粗壮；伞形花序顶生；佛焰苞直伸，分裂至基部；花白色或粉红色，芳香，约 20 朵或更多；雄蕊 6 枚；雌蕊 1 枚，子房下位。果近扁球形。花期 6—8 月，果期 11—12 月。
性味功效	苦，平。活血通络，消肿解毒。
常用配方	①治骨折：文殊兰、玉枇杷各适量，捣烂，敷患处。②治跌打伤痛：文殊兰、酸咪咪、筋骨草各适量，捣烂，搽患处。③治咽喉肿痛：文殊兰 10 g，水煎取液，慢咽。④治牙痛：文殊兰少许，含于痛处约 10 min。⑤治下肢溃疡：鲜文殊兰适量，捣汁，搽患处。

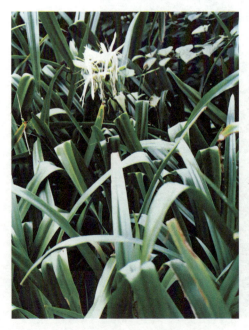
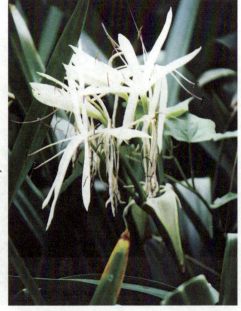

火秧簕

来源及药用部位	大戟科植物金刚纂 *Euphorbia antiquorum* L. 的茎、叶。
形态特征	灌木，高达1m。分枝圆柱形，具不明显3~6条棱；小枝肉质，绿色，扁平或有肥厚的翅，翅凹陷处有1对利刺。单叶互生；具短叶柄；托叶皮刺状，坚硬；叶片肉质，倒卵形或长圆状卵形，先端钝圆且有小尖头，基部渐狭，两面光滑无毛。杯状聚伞花序；总苞黄色，5浅裂；雌雄花同生于总苞内。雄花多数，雄蕊1枚；雌花无柄，子房上位。蒴果球形。花期4—5月。
性味功效	苦，寒；有毒。利尿通便，拔毒去腐，杀虫止痒。
常用配方	①治便秘：火秧簕适量，捣汁，加适量番薯粉，制丸如绿豆大，新瓦焙干，每次服1丸。②治癣：鲜火秧簕适量，去皮捣烂绞汁，或用醋调，涂患处。③治乳痈肿痛：鲜火秧簕适量，捣烂，先用冷开水冲洗患处，再将药渣用蜂蜜调后敷患处。④治足底挫伤或瘀血肿痛：鲜火秧簕适量，捣烂，加热后敷患处。

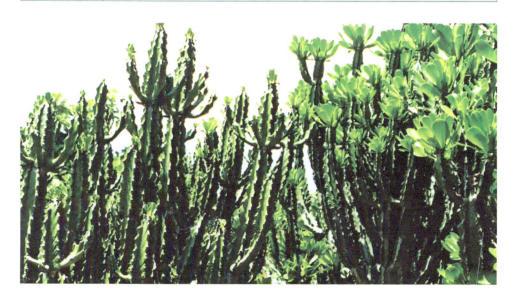

火麻仁

来源及药用部位	桑科植物大麻 *Cannabis sativa* L. 的成熟种子。
形态特征	一年生草本，高1~3 m。茎直立，分枝，表面有纵沟，密被短柔毛。掌状复叶互生，茎下部的叶对生；小叶3~11枚；叶片披针形至线状披针形，先端长尖，基部楔形，边缘有粗锯齿，上面深绿色、粗糙，下面密被灰白色黏毛。花单性，雌雄异株。雄花呈疏生的圆锥花序，黄绿色；花被5枚；雄蕊5枚。雌花丛生于叶腋，绿色；雌蕊1枚；子房圆球形。瘦果扁卵形。花期5—6月，果期6—7月。
性味功效	甘，平。润肠通便，利尿，活血化瘀。
常用配方	①治便秘：火麻仁、白芍、枳实、大黄各30 g，厚朴、杏仁各15 g，共研细粉，炼蜜为丸，每次服9 g，每日1~2次。②治口眼㖞斜：火麻仁30 g，血竭12 g，麝香2 g，捣烂成泥，摊于棉布上，先用毫针刺患者下关穴，起针后立即将药泥敷于耳前面神经分布区。

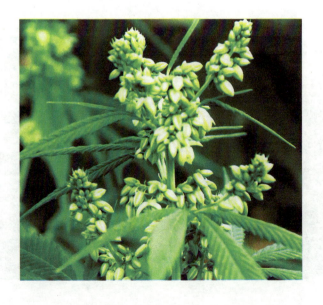

火棘（救军粮）

来源及药用部位	蔷薇科植物火棘 *Pyracantha fortuneana* (Maxim.) Li 的果实、叶、根。
形态特征	常绿小灌木，高 1~3 m。枝上多棘刺。单叶互生或簇生于短枝；叶柄短；叶片椭圆形或倒卵状椭圆形，先端圆、钝或有小突尖，基部渐狭。复伞房花序生于短枝顶端；萼片 5 枚，短三角形；花瓣白色；雄蕊 20 枚；心皮 5 枚。梨果近球形，橘红色或深红色；内有小坚果 5 枚。花期 3—5 月，果期 8—11 月。
性味功效	酸、涩，平。敛汗，解毒，化瘀。
常用配方	①治盗汗：火棘根 20 g，水煎服。②治痔疮出血：火棘根、龙牙草各 20 g，水煎服。③治劳伤腰痛：火棘根、铁筷子、见血飞各 20 g，水煎服。④治急性卡他性结膜炎：火棘叶、三颗针各 15 g，水煎取液，洗患处。

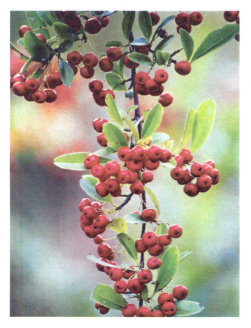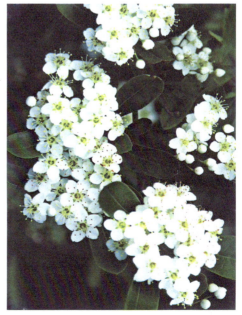

心胆草（水朝阳花）

来源及药用部位	柳叶菜科植物长仔柳叶菜 *Epilobium pyrricholophum* Franch. et Savat. 的全草。
形态特征	多年生草本，高 20～70 cm。茎被短腺毛，基部匍匐，节处生根，上部直立。叶下部对生，上部互生；叶片卵形或卵状披针形，先端钝或短尖，基部近圆形，边缘有不规则疏锯齿；叶脉上被短腺毛。花两性，单生于叶腋，淡红紫色；花瓣 4 枚，宽倒卵形；雄蕊 8 枚，4 长 4 短；子房下位，柱头 4 裂。蒴果圆柱形。种子长椭圆形，棕褐色。花期 8 月，果期 9—10 月。
性味功效	苦、辛，凉。清热利湿，止血安胎，解毒消肿。
常用配方	①治湿热痢疾：心胆草 30 g，水煎，红痢加红糖服，白痢加白糖服。②治刀伤出血：心胆草种子冠毛适量，敷患处。③治疮疖痈肿、跌打损伤：鲜心胆草适量，捣烂，敷患处。

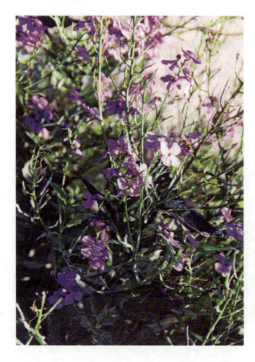 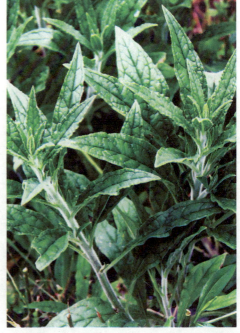

孔雀草

来源及药用部位	菊科植物孔雀草 *Tagetes patula* L. 的全草。
形态特征	一年生草本。茎直立，常基部分枝。叶互生或对生；叶片羽状全裂；裂片线状披针形，边缘具疏锯齿，齿的基部各具油腺1枚。头状花序单生，有长柄；总苞长椭圆形；舌状花黄色，有紫红斑；管状花先端5裂。花期较长。
性味功效	苦，凉。清热利湿，化痰止咳。
常用配方	①治痢疾：孔雀草10 g，红糖少许，水煎服。②治咳嗽：孔雀草适量，研末，每次3~5 g，热水送服。③治风热感冒：孔雀草10 g，水煎服。④治眼睛红肿、流泪：孔雀草10 g，水煎取液，熏洗患处。

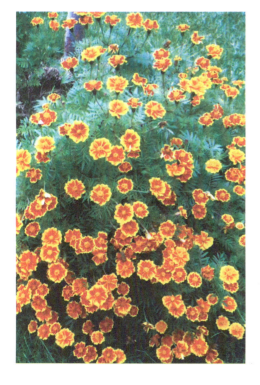
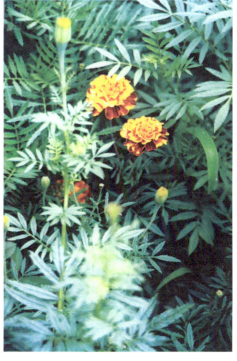

巴 豆

来源及药用部位	大戟科植物巴豆 *Croton tiglium* L. 的果实。
形态特征	常绿乔木，高 6~10 m。幼枝绿色，二年生枝灰绿色。叶互生；叶片卵圆形或长圆状卵形，先端渐尖，基部圆形或阔楔形，边缘有稀疏锯齿，两面均有稀疏星状毛；主脉 3 出；托叶早落。花单性，雌雄异株；总状花序顶生，上部生雄花，下部生雌花。雄花绿色，花萼 5 裂；花瓣 5 枚；雄蕊 15~20 枚。雌花花萼 5 裂；无花瓣；子房圆形，3 室。蒴果长圆形至卵圆形。花期 3—5 月，果期 6—7 月。
性味功效	辛，热；有大毒。峻下冷积，逐水退肿，祛痰利咽；外用蚀疮。
常用配方	①治寒邪食积、便秘：巴豆霜 0.3 g 装入胶囊，内服。②治小儿鹅口疮：巴豆 1 g，西瓜子 0.5 g，共研末，加香油调匀，揉成小团敷于印堂穴 15 min 后取下，每日 1 次。③治胆绞痛和胆道蛔虫病：巴豆切碎，置胶囊内，每次服 100 mg，小儿酌减，每 3~4 h 用药 1 次，至畅泻为度，每日不超过 400 mg。

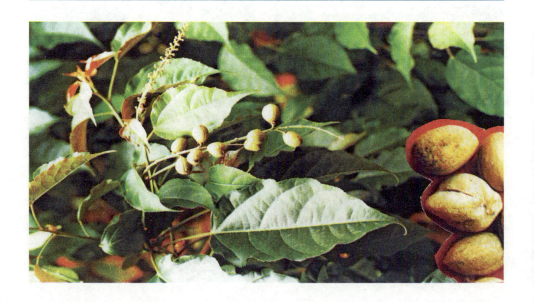

巴戟天

来源及药用部位	茜草科植物巴戟天 *Morinda officinalis* How 的根。
形态特征	缠绕或攀缘藤本。根茎肉质，肥厚，圆柱形，支根多少呈念珠状，断面紫红色。叶对生；叶片长椭圆形，先端短渐尖，基部楔形或阔楔形，全缘，下面沿中脉上被短粗毛；叶柄有褐色粗毛；托叶鞘状。头状花序，花 2～10 朵生于小枝顶端；花冠肉质，白色，4 深裂；雄蕊 4 枚，花丝极短；子房下位，4 室。浆果近球形，成熟后红色。花期 4—5 月，果期 9—10 月。
性味功效	甘、辛，微温。补肾助阳，祛风除湿，强健筋骨。
常用配方	①治肾阳不足、阳痿遗精或宫冷不孕：巴戟天、牛膝、淫羊藿、仙茅各 30～50 g，泡酒服。②治肾阳虚引起的腰膝冷痛、小便频数：巴戟天、菟丝子、桑螵蛸各 12 g，水煎服。③治妇女少腹冷痛或月经不调：巴戟天 6 g，高良姜、肉桂各 3 g，益母草、丹参各 12 g，水煎服。

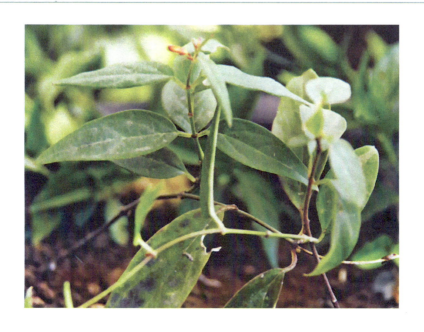

双肾藤（夜关门）

来源及药用部位	豆科植物鄂羊蹄甲 *Bauhinia glauca* subsp. *hupehana* (Craib) T. C. Chen 的根、叶。
形态特征	常绿乔木，高 5～8 m。树皮灰褐色，有浅裂及显著皮孔。枝条开展，下垂；小枝圆形；幼枝有茸毛，长大渐光滑。叶互生；叶片革质，圆形或阔卵形，顶端 2 裂，状如羊蹄，有深凹，表面暗绿色而平滑，背面淡灰绿色；掌状脉清晰。顶生总状花序；花瓣倒卵状矩形，玫瑰红或玫瑰紫色；花瓣 5 枚，其中 4 枚分列两侧，两两相对，而另一枚则翘首于上方，形如兰花状。花期 10 月。
性味功效	甘、酸、微苦，温。补肾固精，止咳，止血。
常用配方	①治脱肛及子宫脱垂：双肾藤 15 g，螺蛳肉适量，共烘干、研末，热水送服。②治风湿痹痛：双肾藤 20 g，威灵仙 12 g，油麻血藤 15 g，水煎服。③治疝气腹痛：双肾藤 30 g，吴茱萸 15 g，小茴香、橘核各 9 g，水煎服。

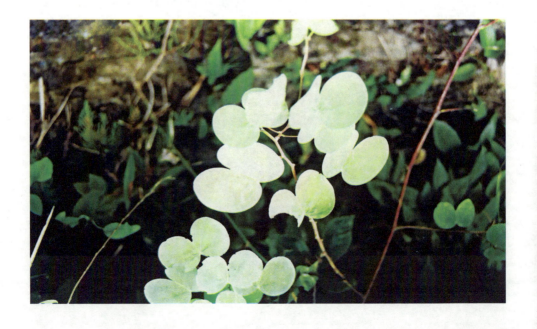

书带蕨

来源及药用部位	书带蕨科植物书带蕨 *Vittaria flexuosa* Fée 的全草。
形态特征	多年生附生或石生草本。根茎短而横走，密被鳞片；鳞片狭披针形，黑褐色；须根细密。叶丛生；无叶柄或几无叶柄；叶片线形，先端渐尖，基部长狭形，全缘，革质；中脉在叶上凹下为狭沟，下面稍隆起；叶缘稍反卷。孢子囊群线性，深陷叶肉内，沿叶边缘以内的沟着生。
性味功效	苦，微温。活血，理气，止痛。
常用配方	①治跌打损伤：书带蕨、岩泽兰各 30 g，酒水煎服。②治小儿惊风：书带蕨 10 g，瓜子金 8 g，九头狮子草 10 g，水煎服。③治胃脘痛：书带蕨 30 g，水煎服。

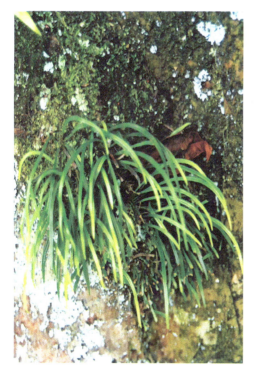
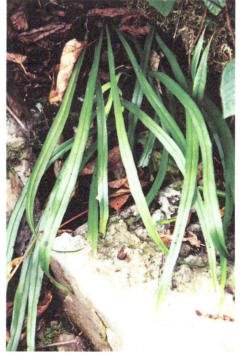

玉凤兰

来源及药用部位	兰科植物毛葶玉凤花 *Habenaria ciliolaris* Kraenzl. 的干燥块茎。
形态特征	多年生草本。块根长圆形或圆柱形，肉质。叶密生于茎中部以下；叶片4~6枚，卵圆形。总状花序；花疏生，6~11朵或更多；花葶枝上有长柔毛；花白色至淡绿色；苞片卵形；中萼兜状，侧萼反折；花瓣不开裂。
性味功效	甘、微苦，平。壮腰补肾，清热利水，解毒。
常用配方	①治肾虚遗精：玉凤兰、金樱子、黄精各15 g，土党参、熟地黄各9 g，水煎服。②治阳痿早泄：玉凤兰、黄精、土党参各15 g，地龙9 g，水煎服。③治蛇咬伤：鲜玉凤兰适量，捣烂，敷患处。

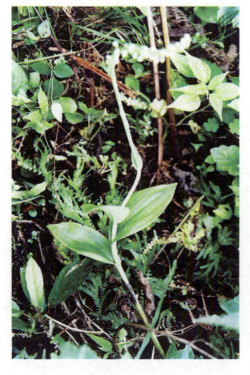
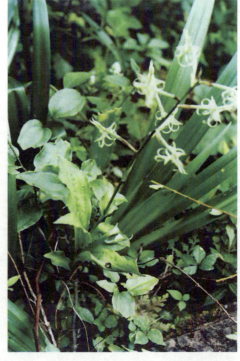

玉叶金花（白蝴蝶、山甘草）

来源及药用部位	茜草科植物玉叶金花 *Mussaenda pubescens* Dryand. 的茎叶。
形态特征	藤状小灌木。单叶互生，卵状矩圆形或椭圆状披针形，先端渐尖，基部短尖，边全缘。夏季开花；聚伞伞房花序，密集多花，着生枝顶；花黄色；花萼钟形，裂片5枚、条形，其中常有1枚裂片扩大呈白色叶状。浆果椭圆形，聚集成团。
性味功效	甘、微苦，凉。清热利湿，解毒消肿。
常用配方	①治感冒、中暑：玉叶金花 60～90 g，黄荆叶 30～45 g，水煎服。②治咳嗽、痰多：玉叶金花 15 g，胡颓子 9 g，水煎服。③治腹痛吐泻：鲜玉叶金花 30～60 g，水煎服。④治湿热小便淋沥：玉叶金花 30 g，忍冬藤 60 g，车前子 30 g，水煎服。

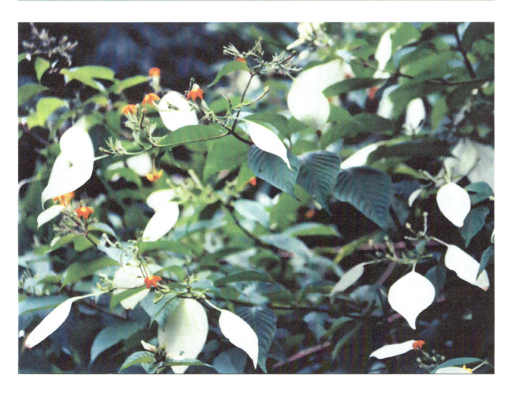

玉兰（辛夷）

来源及药用部位	木兰科植物玉兰 *Magnolia denudata* Desr. 的花蕾。
形态特征	落叶乔木，高达 15 m。树冠卵形，分枝少；幼枝有毛。叶互生，被柔毛；叶片倒卵形或倒卵状矩形，先端阔而突尖，基部渐狭，全缘，上面绿色，下面淡绿色；冬芽密生绒毛。花大，单生，先叶开放，杯状，白色或内面白色外面紫色；花萼与花瓣相似，9 枚；雄蕊多数；心皮多数。果实圆筒形。花期 2 月，果期 6—7 月。
性味功效	辛，温。散风寒，通鼻窍。
常用配方	①治鼻渊头痛兼恶寒身痛：玉兰 10 g，细辛 3 g，白芷、苍耳子、防风各 6 g，水煎服。②治鼻渊头痛兼发热口渴：玉兰 10 g，菊花、连翘、黄芩、薄荷、苍耳子各 6 g，水煎服。③治鼻塞流涕、额痛：玉兰、木香各 3 g，酒知母、酒黄柏各 9 g，水煎服。④治感冒头痛：玉兰 1.8 g，苏叶 6 g，生姜 1～2 片，开水泡服。

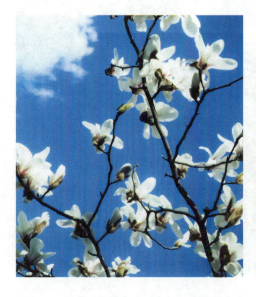 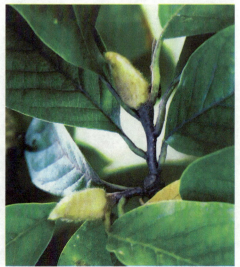

玉 竹

来源及药用部位	百合科植物玉竹 *Polygonatum odoratum* (Mill.) Druce 的根茎。
形态特征	多年生草本，高45~60 cm。地下根茎横走，黄白色。茎单一，自一边倾斜，光滑无毛，具棱。叶互生于茎的中部以上；无叶柄；叶片略呈革质，椭圆形或狭椭圆形，先端钝尖或急尖，基部楔形。花腋生，1~2朵，白色；雄蕊6枚；子房上位。浆果球形。
性味功效	甘、苦，平。益气养阴，舒筋通络。
常用配方	①治体虚咳嗽：玉竹50 g，一朵云30 g，共炖鸡，吃肉喝汤。②治虚弱多汗：玉竹、岩白菜、百尾笋各30 g，水煎服。③治老年夜尿多：玉竹、大夜关门各30 g，水煎服。④治月经不调：玉竹、对叶莲、马蹄当归各30 g，甜酒与水同煎服。

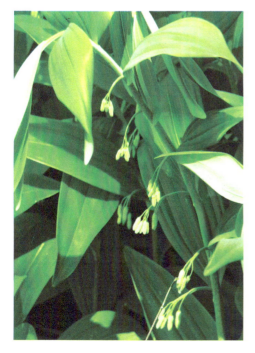
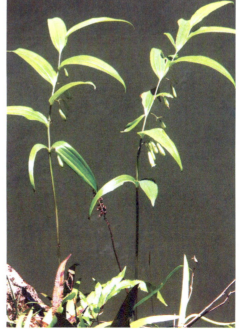

玉米须

来源及药用部位	禾本科植物玉蜀黍 *Zea mays* L. 的花柱、花轴。
形态特征	一年生栽种植物。秆粗壮、高大，直立，高 1～4 m。叶片长大，线状披针形，边缘呈波状皱折；中脉强壮。雄花圆锥花序顶生；雌小穗孪生、密集排列于粗壮穗轴上，雌花柱极细长而弱。颖果长圆柱形。
性味功效	甘，平。利水，消肿，通淋，退黄。
常用配方	①治水肿：玉米须、臭草各 20 g，豆腐水适量，煎服。②治湿热黄疸：玉米须、凤尾草、积雪草各 20 g，水煎服。③治消渴口渴多饮：玉米须、大玉竹各 20 g，水煎服。

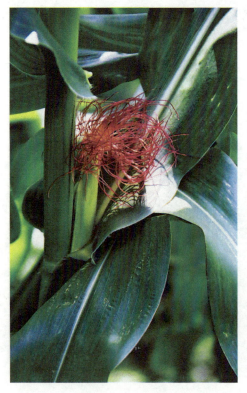
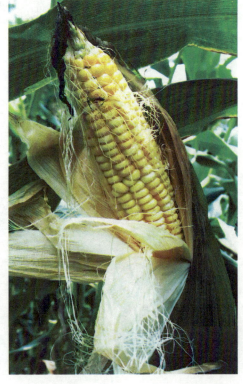

玉簪花

来源及药用部位	百合科植物玉簪 *Hosta plantaginea* (Lam.) Aschers. 的花。
形态特征	多年生草本，具粗壮根茎。叶根生，成丛；叶片卵形至心脏卵形，先端急尖，绿色，有光泽；主脉明显。花茎自叶丛中抽出，较叶长，顶端常有叶状苞片1枚；花白色，夜间开花，芳香，向上生长；花被漏斗状；雄蕊6枚；雌蕊1枚。蒴果细长。种子黑色，有光泽。花期7—8月，果期8—9月。
性味功效	甘，凉；有小毒。清热解毒，利尿通淋。
常用配方	①治咽喉肿痛：玉簪花3 g，板蓝根15 g，玄参15 g，水煎服。②治小便不通：玉簪花、蛇蜕各6 g，丁香3 g，共研末，每次3 g，酒送服；或玉簪花、灯心草各3 g，萹蓄、车前草各12 g，水煎服。

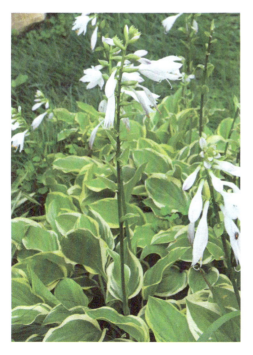
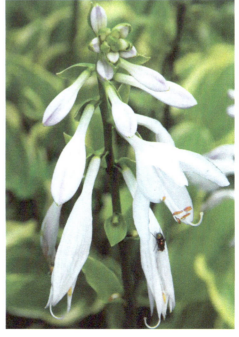

甘 松

来源及药用部位	败酱科植物甘松 *Nardostachys chinensis* Batal. 的干燥根。
形态特征	多年生矮小草本，高20~35 cm，全株有强烈松节油样香气。茎上端略被短毛。根生叶不多，每簇6~8叶；叶片窄线状倒披针形或倒披针形，先端钝圆，基部稍扩展成鞘，全缘，两面光滑无毛；茎生叶3~4对。头状聚伞花序；花浅粉红色；雄蕊4枚；子房下位。瘦果倒卵形，萼宿存。种子1粒。花期8月。
性味功效	甘，温。理气止痛，醒脾健胃。
常用配方	①治胃脘疼痛：甘松3 g，木香、厚朴各6 g，水煎服。②治痰浊上犯引起的眩晕：半夏曲、天南星各100 g，甘松50 g，陈橘皮75 g，上为细末，水煮面和丸，如梧桐子大，每次20丸，食后生姜汤送服。③治脚气：甘松、荷叶心、藁本各适量，水煎取液，熏洗患处。

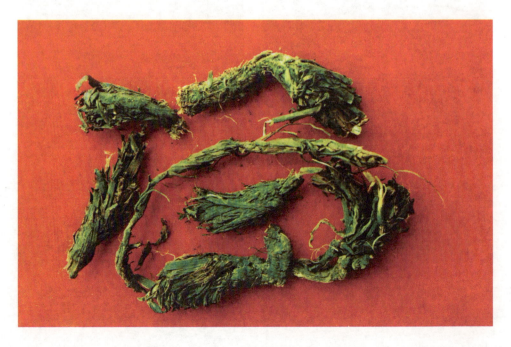

甘 草

来源及药用部位	豆科植物甘草 *Glycyrrhiza uralensis* Fisch. 及其同属近缘植物的根及根茎。
形态特征	多年生草本，高 30～70 cm。根茎圆柱状；主根甚长、粗大，外皮红褐色至暗褐色。茎直立，稍带木质。单数羽状复叶；小叶 4～8 对；叶片卵圆形或卵状椭圆形，先端钝尖或急尖，基部通常圆形；两面被腺鳞及短毛。总状花序腋生，花密集；花萼钟形；花冠淡紫堇色，旗瓣大，龙骨瓣直；雄蕊 10 枚；雌蕊 1 枚，子房无柄。荚果线状长圆形。种子 2～8 粒，黑色光亮。花期 6—7 月，果期 7—9 月。
性味功效	甘，平。补脾益气，清热解毒，祛痰止咳，缓急止痛，调和诸药。
常用配方	①治心动悸、脉结代、气短：炙甘草 12 g，人参、阿胶各 6 g，桂枝 3 g，地黄 12 g，水煎服。②治脾虚引起的食少便溏、倦怠：人参（或党参）、白术、茯苓、甘草各 10 g，水煎服。③治四肢拘挛作痛：甘草 6 g，白芍 15 g，水煎服。④治咽干、咽痛：甘草 12 g，麦冬 10 g，桔梗 6 g，玄参 6 g，水煎服。

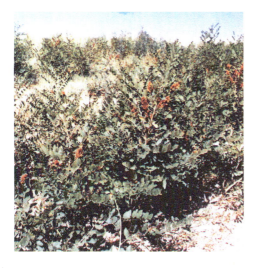
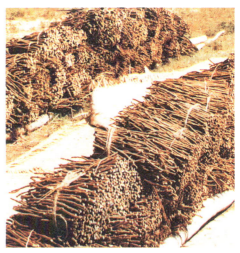

甘葛（葛根）

来源及药用部位	豆科植物甘葛藤 *Pueraria thomsonii* Benth. 的块根。
形态特征	多年生藤本。块根肥厚。叶互生；具长叶柄；三出复叶；顶端叶片菱状圆形，先端急尖，基部圆形，两面均被白色伏生短毛；侧生小叶偏椭圆形或菱状椭圆形。总状花序腋生；花梗密被黄色茸毛；花萼5裂；旗瓣先端微凹，基部有两短耳；雄蕊10枚；子房线形。荚果线形扁平。种子卵圆形而扁。花期4—8月，果期8—10月。
性味功效	甘，平。升阳，透疹止泻，除烦止渴。
常用配方	①治心中苦烦：生甘葛适量，取汁大量饮服；或取甘葛饮片30 g，水煎服。②治热毒肠风便血：鲜甘葛、鲜藕各等份，捣汁顿服。③治酒醉不醒：鲜甘葛适量，捣汁，灌饮至醒。

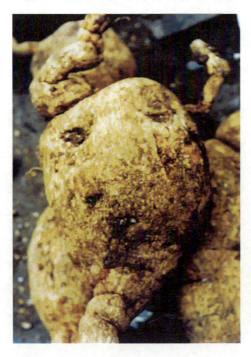
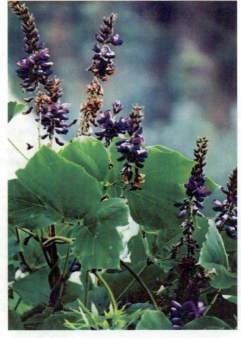

甘 遂

来源及药用部位	大戟科植物甘遂 *Euphorbia kansui* T. N. Liou ex S. B. Ho 的块根。
形态特征	多年生肉质草本，高 25～90 cm。茎直立，淡紫红色。单叶互生；叶片狭披针形或线状披针形，先端钝，基部阔楔形，全缘。杯状聚伞花序成聚伞状，通常 5～9 枝簇生于茎顶；花单性；无花被；雄花多数和雌花 1 枚生于同一总苞中；雄蕊 1 枚；雌蕊 1 枚，子房三角卵形、3 室。蒴果圆形。种子卵形，棕色。花期 6—9 月。
性味功效	苦，寒；有毒。泄水逐饮，消肿散结。
常用配方	①治水肿、胸胁停饮：甘遂 1～3 g，研末，米汤送服。②治百日咳：甘遂、大戟各 4 g，面粉 20 g，共为散。依年龄选择用量，每次 0.5～2.0 g，每日 3 次。

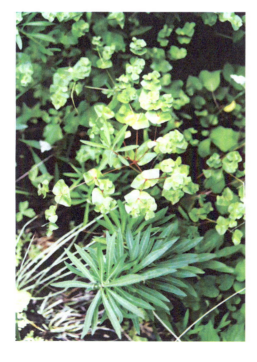
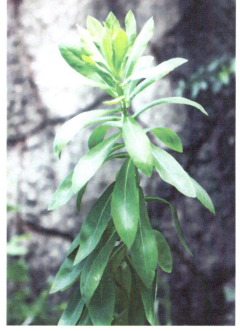

甘　蓝

来源及药用部位	十字花科植物甘蓝 *Brassica oleracea* var. *capitata* L. 的茎叶。
形态特征	一年生草本，高 30～90 cm，全草具白粉。基生叶阔大，肉质而厚，倒卵形或长圆形，内部的叶片白色，包于外部的叶常呈绿色；茎生叶倒卵形，较小，无叶柄。花轴从包围的基生叶中抽出；总状花序；花淡黄色；萼片 4 枚，狭而直立，呈袋形；花瓣 4 枚；雄蕊 4 枚；雌蕊 1 枚。长角果圆锥形。花期 5—6 月。
性味功效	甘，平。清利湿热，散结止痛，补益扶正。
常用配方	①治脘腹疼痛：鲜甘蓝适量，绞烂取汁，蜂蜜调服。②治肾虚腰痛：鲜甘蓝适量，切片，炒熟食用。③治胁痛（胆囊炎）：鲜甘蓝适量，炒热用布包，温熨患处。

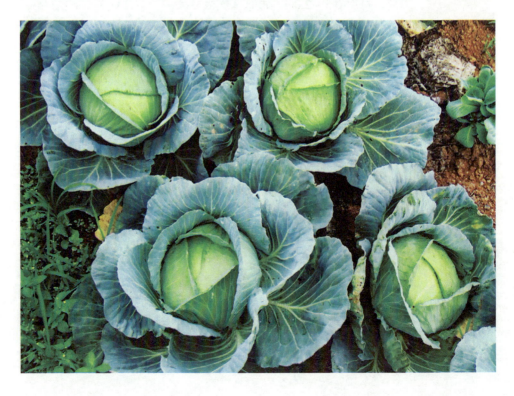

甘 蔗

来源及药用部位	禾本科植物甘蔗 *Saccharum sinensis* Roxb. 的地上茎。
形态特征	多年生草本。秆直立，粗壮，绿色或淡黄色，表面常被白粉。叶片阔而长，两面粗糙，边缘粗糙或具小锐齿；中脉粗厚。圆锥花序白色，生于秆顶；花序柄无毛；小穗柄无毛，呈披针形。
性味功效	甘，寒。清热，生津，下气，润燥。
常用配方	①治发热口干、小便涩痛：甘蔗适量，去皮，尽量嚼烂后咽汁。②治虚热口干、反胃：甘蔗汁 50 mL，生姜汁 15 mL，每日饮 1 次。③治肺燥咳嗽、咽干：鲜甘蔗、梨各适量，绞汁饮服。④治大便干燥：鲜甘蔗汁、青皮水煎液、蜂蜜各 50 mL 混匀，早、晚空腹各饮服 1 次。

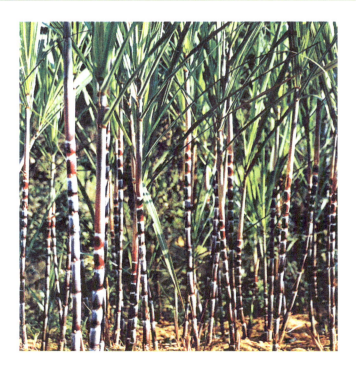

艾

来源及药用部位	菊科植物艾 *Artemisia argyi* Lévl. et Vant. 的叶。
形态特征	多年生草本，高 45～120 cm。茎直立，圆形，质硬，基部木质化，被灰白色软毛。单叶互生；叶片卵状椭圆形，羽状深裂；裂片椭圆状披针形，边缘具粗锯齿，上面暗绿色，下面灰绿色，密被灰白色绒毛。总状花序顶生，由多数头状花序集合而成；花冠筒状，红色。瘦果长圆形。
性味功效	甘、辛，温。温经止血，散寒止痛。
常用配方	①治崩漏下血：艾 15 g，阿胶（烊化）、地黄、川芎、当归各 12 g，水煎服。②治胃脘疼痛、吐血：生艾、生地黄、生柏叶、生荷叶各 12 g，水煎服。③治妇女产后出血或流产出血不止：艾、阿胶、地黄、红花、桃仁各 12 g，水煎服。

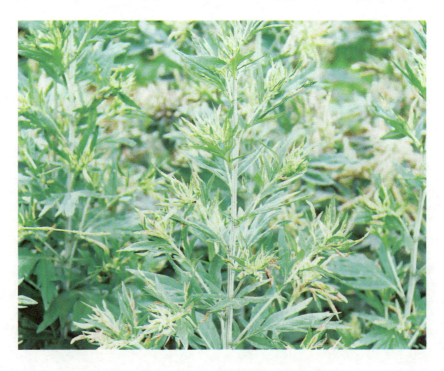

艾纳香

来源及药用部位	菊科植物艾纳香 *Blumea balsamifera* (L.) DC. 的叶及嫩枝。
形态特征	多年生木质草本，高 1~2 m，全株密被黄色绢毛，有冰片香气。叶互生；叶片椭圆形，先端尖，基部下延成叶鞘状，两面被绒毛。头状花序顶生，伞房状；总苞数轮；管状花黄色，绿花雌性，盘花两性。瘦果具棱。花期 3—5 月。
性味功效	辛、苦，温。温中活血，祛风除湿，杀虫。
常用配方	①治风湿痹痛：艾纳香、蓖麻叶、石菖蒲各 50 g，水煎取液，熏洗患处。②治外伤筋骨疼痛：艾纳香、透骨香各 100 g，水煎取液，熏洗患处。③治皮肤瘙痒：鲜艾纳香、黄花蒿各适量，水煎取液，洗患处。④治疮癣：鲜艾纳香、阎王刺各适量，醋水煎，搽患处。

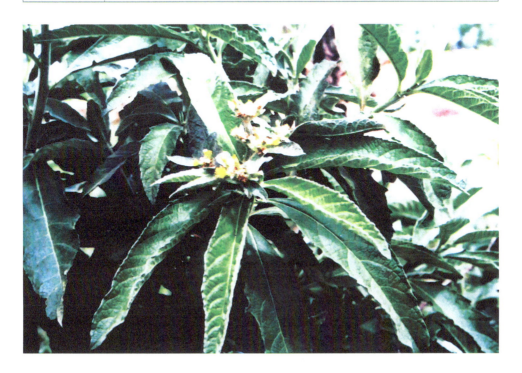

石 耳

来源及药用部位	石耳科植物石耳 *Umbilicaria esculenta* (Miyoshi) Minks 的全株。
形态特征	地衣体幼小时正圆形，长大后为椭圆形或稍不规则。裂片边缘浅撕裂状；上表面褐色，近光滑，局部粗糙无光泽或局部斑点状脱落而露出白色髓层；下表面棕黑色至黑色，具细颗粒状凸起，密生黑色粗短而具分叉的假根。中央脐部青灰色至黑色，有时自脐部向四周放射的脉络明显而凸出；子囊盘少见。
性味功效	甘，凉。养阴润肺，凉血止血，清热解毒。
常用配方	①治鼻出血：石耳 15 g，鸭蛋 2 个，共煮食；或石耳 15 g，红鸡冠花 30 g，鸡蛋 1 个，共煮食。②治吐血崩漏：石耳、红茶花、杜鹃花各 10 g，研末，兑水服或煮酒糟服。③治荨麻疹：石耳 30 g，糯米 120 g，冰糖适量，水煎服。④治脾胃虚弱、食少倦怠：石耳 30 g，炖鸡或猪瘦肉，吃肉喝汤。

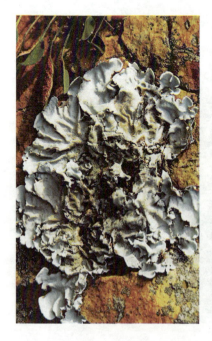
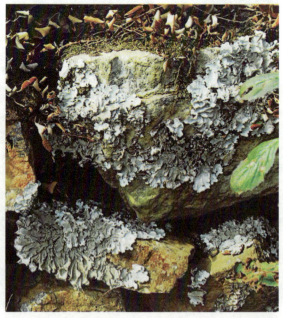

石上铁角蕨

来源及药用部位	铁角蕨科植物石上铁角蕨 *Asplenium saxicola* Ros. 的全草。
形态特征	多年生草本。根茎短，直立或斜生，密被鳞片。叶近簇生；叶柄禾秆色，连同叶轴疏被鳞片；叶片革质，两面无毛，披针形，近基部最宽，二回羽状分裂，向内 2 枚羽片较小、菱形；叶脉单一。孢子囊群线性，囊群盖线形。
性味功效	淡，平。清热润肺，解毒消肿。
常用配方	①治肺痨咳嗽、少痰：石上铁角蕨 15 g，葎草 30 g，水煎服。 ②治小便淋沥、涩痛：石上铁角蕨 15 g，海金沙 9 g，连钱草 15 g，水煎服。

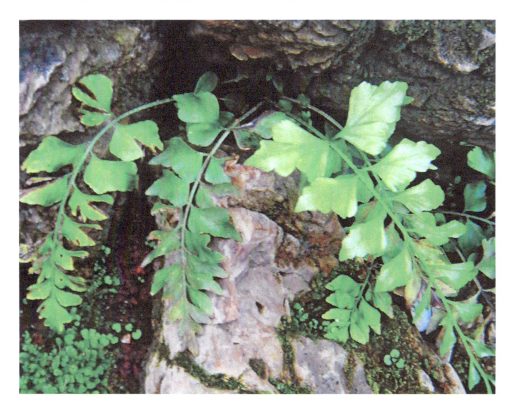

石 韦

来源及药用部位	水龙骨科植物石韦 *Pyrrosia lingua* (Thumb.) Farw. 及其同属近缘植物的叶。
形态特征	多年生草本。根茎细长横走，密被深褐色披针形鳞片，先端长尖，边缘锯齿状。叶亚簇生；叶柄长 18～30 cm，粗壮，被星状毛；叶片披针形，厚革质，先端渐尖，基部圆形，两侧呈不等的亚耳形，上面有斑点且初时疏被星状毛，背面被星状鳞毛。孢子囊群散布背面。
性味功效	苦、甘，微寒。利水通淋，清肺止咳。
常用配方	①治咳嗽：石韦（去毛）、槟榔（锉）各适量，共研末，每次 6 g，姜汤送服。②治下痢脓血：鲜石韦 50 g，水煎，调冰糖 15 g，饭前服。③治淋浊尿血：石韦（去毛）、猪鬃草、连钱草各 15 g，水煎服。④治崩漏：石韦适量，研末，每次 10 g，水酒送服。

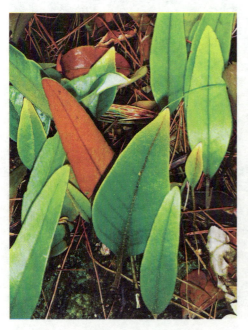
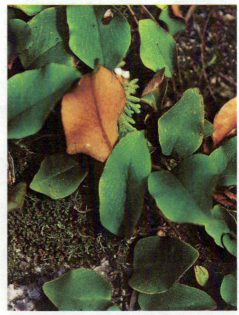

石打穿（紫参、小丹参）

来源及药用部位	唇形科植物华鼠尾草 *Salvia chinensis* Benth. 的全草。
形态特征	一年生草本，高 20~70 cm。根多分枝，直根不明显，黄褐色。茎单一或分枝，直立或基部倾斜，四棱形，被倒生柔毛。叶对生；下部叶三出，顶端小叶较大，卵形或披针形；上部叶单生，卵状至披针形，先端钝或急尖，基部近心形或楔形，边缘具圆锯齿或全缘，两面均被短柔毛。轮伞花序，每轮有花 6 朵，顶生或腋生；苞片披针形；花萼钟状；花冠紫色或蓝紫色，上唇倒心形，下唇 3 裂；雄蕊花丝短。小坚果椭圆状卵形，褐色，光滑。花期 8—10 月。
性味功效	辛、苦，微寒。活血化瘀，清热利湿，散结消肿。
常用配方	①治月经不调：石打穿 30~60 g，水煎，冲黄酒服；或石打穿、龙牙草、益母草各 30 g，水煎，冲红糖、黄酒服。②治痛经：石打穿 15 g，生姜 2 片，红糖适量，水煎服。③治黄疸：石打穿 60 g，茵陈、糯稻根各 60 g，水煎服。④治疮疡、乳痈肿痛：鲜石打穿适量，捣烂，敷患处。

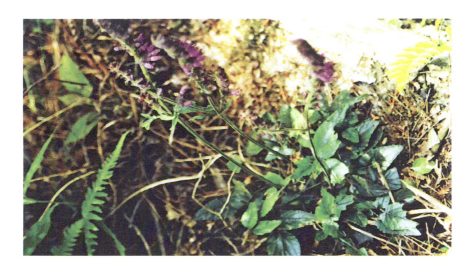

石龙芮

来源及药用部位	毛茛科植物石龙芮 *Ranunculus sceleratus* L. 的全草。
形态特征	一年生草本，全株几无毛，高 15～45 cm。茎直立。基生叶和下部叶具长叶柄；叶片宽卵形，3 深裂，中央裂片又 3 裂，侧裂片又 2～3 裂；茎上部叶变小，3 裂，裂片窄倒卵形。黄色小花生枝上；萼片 5 枚，浅绿色；花瓣 5 枚，窄倒卵形；雄蕊、雌蕊均多数。聚合果矩圆形，瘦果宽卵形。
性味功效	苦、辛，寒；有毒。清热解毒，消肿拔脓，截疟。
常用配方	①治蛇咬伤：鲜石龙芮适量，杵烂取汁，涂伤处。②治瘰疬：石龙芮适量，晒干为末，油煎成膏，取适量药膏涂患处。③治疟疾：鲜石龙芮适量，捣烂，于疟疾发作前 6 h 敷大椎穴。

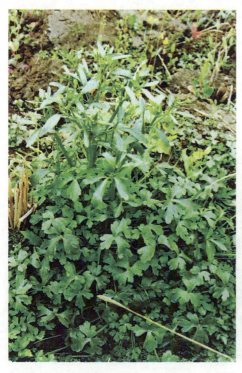
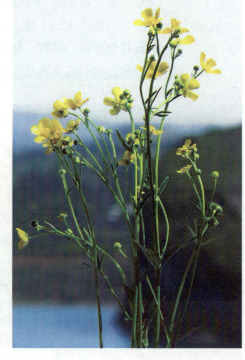

石龙胆（蓝花草）

来源及药用部位	龙胆科植物鳞叶龙胆 *Gentiana squarrosa* Ledeb. 的全草。
形态特征	一年生细弱小草本，高 3~8 cm。茎黄绿色或紫红色，分枝多，铺散，斜生，被腺毛。基生叶莲座状，花期枯萎。茎生叶小，对生；无叶柄；叶片倒卵形或圆形，先端渐尖或短尖，基部渐狭，两面被白色细绒毛。花多数生于分枝茎的顶端；花萼钟形，先端 5 裂；花冠钟形，淡蓝色或白色；雄蕊生于花冠筒中部；子房宽椭圆形，柱头 2 裂。蒴果倒卵形，先端有齿状翅。种子黑褐色。花期 4—7 月，果期 8—9 月。
性味功效	苦、辛，寒。解毒消痈，清热利湿。
常用配方	①治肝胆湿热黄疸：石龙胆 15 g，地耳 30 g，水煎服。②治肠痈腹痛：石龙胆、草红藤各 15 g，鬼针草 30 g，水煎服。③治疔疖痈肿：石龙胆、野菊花各 15 g，甘草 10 g，水煎服。④治湿热带下：石龙胆 15 g，苍术、黄柏各 10 g，水煎服。

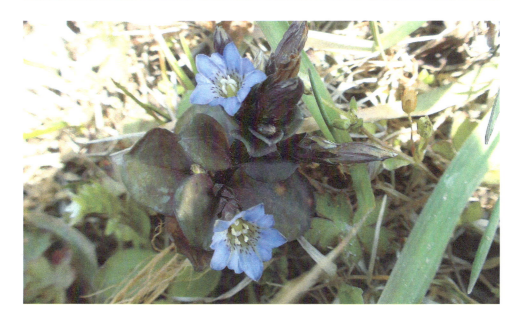

石　竹

来源及药用部位	石竹科植物石竹 *Dianthus chinensis* L. 的地上部分。
形态特征	多年生草本，高达 1 m。茎丛生，直立，无毛，上部二歧分枝，节明显。叶对生；叶片披针形，先端渐尖，基部呈短鞘状，全缘，无毛。花单生；苞片卵形，叶状；萼筒长 2～2.5 cm，裂片宽披针形；花瓣通常紫红色，喉部有斑纹和疏生须毛，先端浅裂成锯齿状；雄蕊 10 枚。蒴果长圆形。种子黑色。
性味功效	苦，寒。利尿清热，活血通经。
常用配方	①治血淋：石竹 30 g，仙鹤草 15 g，炒栀子 9 g，甘草梢 6 g，水煎服。②治血瘀闭经：石竹、丹参、益母草各 15 g，赤芍、香附各 9 g，红花 6 g，黄酒适量，水煎服。③治目赤肿痛：石竹、菊花各 9 g，水煎服。④治石淋、小便涩痛：石竹 50 g，车前子 75 g，玉竹 50 g，滑石 75 g，共为散，每次 12 g，以水 100 mL 煎至 80 mL，去渣，饭前温服。

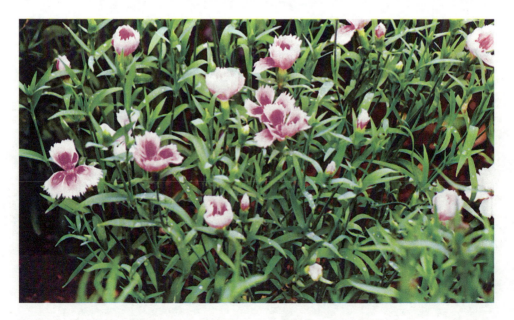

石决明

来源及药用部位	鲍科动物杂色鲍 *Haliotis diversicolor* Reeve 及其同属近缘动物的贝壳。
形态特征	体外有一坚硬呈椭圆形的贝壳。螺旋部极小，螺层 3 个，缝合线浅；体螺层极宽大；壳顶钝，略高于体螺层的壳面；自第二螺层中部开始至体螺层边缘有 30 余列凸起和小孔，前端小而不明显，末端 8~9 个特大，开孔和内部相通；贝壳内面白色，有彩色光泽。体柔软，头部有细长的触角和有柄的眼各 1 对；边缘生有多数小触手，从贝壳上的小孔伸出。
性味功效	咸，寒。平肝潜阳，清肝明目。
常用配方	①治肝阳上亢：石决明 20 g，夏枯草、钩藤、菊花各 12 g，水煎服。②治惊风抽搐：石决明 20 g，羚羊角、钩藤、地龙、天麻各 6 g，水煎服。③治翳膜遮睛：石决明 12 g，蝉蜕、菊花、木贼草、谷精草各 6 g，水煎服。④治青盲雀目：石决明 15 g，苍术、夜明沙各 6 g，共研末，与适量猪肝同煮熟，食肝喝汤。

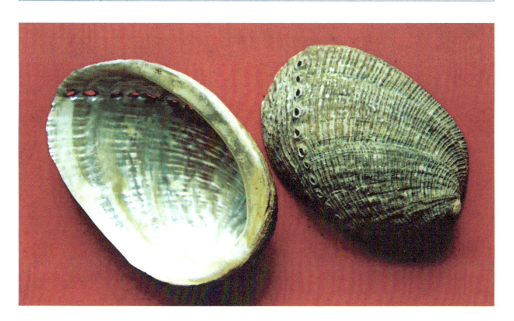

石英（白石英）

来源及药用部位	氧化物类矿物石英 Quartz 的矿石。
形态特征	药材为不规则的块状，多具棱角，大小不一。全体呈白色或乳白色，有的微带黄色；表面不平坦而光滑，透明至半透明，具有玻璃样光泽或脂肪样光泽。质坚硬而重，砸碎面不整齐，边缘较锋利。
性味功效	甘，温。温肺肾，安心神，利小便。
常用配方	①治肺寒咳喘：石英 0.3 g（杵细，绵裹），五味子、白茯苓、白附片、人参各 4.5 g，甘草 10 g，水煎，去渣，每日 2 次温服。②治风寒湿痹：石英、磁石各 150 g，绢袋盛，泡酒服。

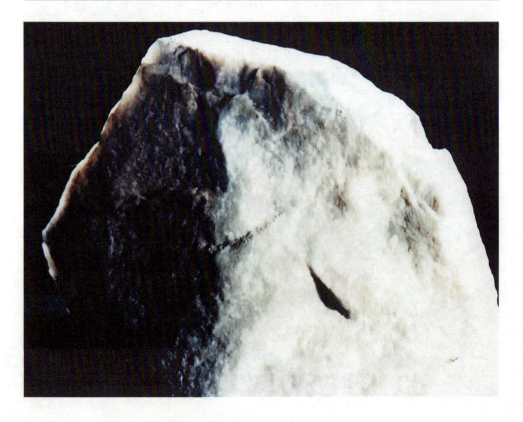

石岩枫（杠香藤）

来源及药用部位	大戟科植物石岩枫 *Mallotus repandus* (Willd.) Muell. Arg. 的根或茎叶。
形态特征	灌木或乔木，有时藤本状，长达 13~19 m。小枝有星状柔毛。叶互生；具长叶柄；叶片三角状卵形，先端渐尖，基部圆或截平，全缘或呈波状，上面无毛，下面密生星状毛。花单性，雌雄异株。雄花序穗状；雄花簇生；萼 3 列；雄蕊极多数。雌花序顶生或腋生；萼 3 列；子房 3 室。蒴果球形。种子半球形，黑色，有光泽。花期 5—6 月，果期 8—9 月。
性味功效	苦、辛，温。祛风除湿，活血通络，解毒消肿。
常用配方	①治风湿痹痛：石岩枫根、盐肤木根各 60 g，猪蹄、酒少许，共炖服。②治中风口眼㖞斜：石岩枫根 20 g，甘草 12 g，水煎服。③治疟腮肿痛：石岩枫根 15 g，楤木、醉鱼草、板蓝根、路路通各 9 g，水煎服。④治绦虫病：石岩枫根、叶各 20 g，水煎服。

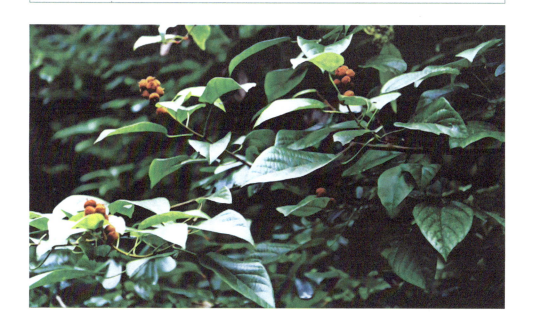

石荠苧（土香薷）

来源及药用部位	唇形科植物石荠苧 *Mosla scabra* (Thunb.) C. Y. Wu et H. W. Li 的全草。
形态特征	一年生草本，高 20～100 cm。茎直立，四棱形，密被短柔毛。叶对生；叶柄被短柔毛；叶片卵形至卵状披针形，先端急尖或钝，基部宽楔形，边缘具锯齿，上面被柔毛，下面被疏短柔毛。花轮生，每轮着生 2 朵，由数轮聚成假总状花序；花萼钟形；花冠粉红色；雄蕊 4 枚；子房 4 裂。小坚果黄褐色，球形。花期 5—10 月，果期 6—11 月。
性味功效	辛、苦，凉。疏风解表，清暑除湿，解毒止痒。
常用配方	①治霍乱呕吐：石荠苧 15～25 g，水煎服。②治感冒：石荠苧、白菊花各 12～15 g，水煎服。③治湿热痢疾、里急后重：石荠苧 45 g，浓煎顿服。④治鼻出血：鲜石荠苧叶适量，揉烂，塞鼻孔。

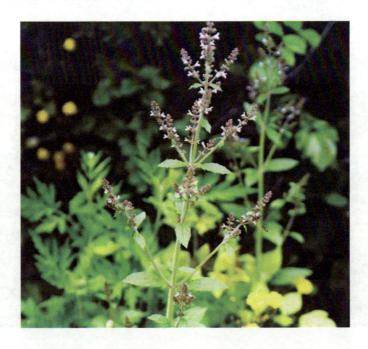

石南藤（爬岩香）

来源及药用部位	胡椒科植物巴岩香 *Piper wallichii* (Miq.) Hand. -Mazz. 的全株。
形态特征	常绿攀缘藤本，长约 3 m，揉之有香气。茎深绿色，节膨大，生不定根。叶互生；具叶柄；叶片革质，椭圆形或向下渐变为狭卵形，先端渐尖，基部钝圆或阔楔形，下面被疏粗毛；叶脉 5~7 条。花单性异株；无花被；穗状花序与叶对生；雄蕊 2 枚；子房离生；浆果球形。花期 5—6 月，果期 7—8 月。
性味功效	辛，温。祛风除湿，行气止痛。
常用配方	①治风湿痹痛：石南藤、追风伞、肥猪苗各 15 g，水煎服。②治筋骨冷痛、扭挫伤：石南藤、南五味子根、羊耳菊、连钱草、水泽兰各适量，捣烂，敷患处。③治阳痿：石南藤、铁筷子、双肾草各 50 g，泡酒服。④治咳嗽：石南藤、兔耳风各 20 g，水煎服。

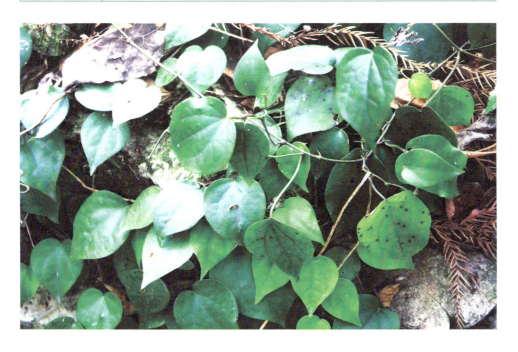

石柑子

来源及药用部位	天南星科植物石柑子 *Pothos chinensis* (Raf.) Merr. 的全株。
形态特征	附生藤本，长4~6 m。茎亚木质，淡褐色，近圆柱形，具纵条纹；节上常有气生根，分枝下部常具鳞叶1枚。叶柄倒卵状长圆形或楔形；叶片纸质，披针形至长圆状披针形，先端渐尖至长渐尖，基部钝，鲜时表面深绿色，背面淡绿色；中脉在背面隆起，侧脉4对，细脉多数。花序腋生，基部具卵形苞片4~5枚，纵脉多数；佛焰苞卵形，绿色，锐尖；肉穗花序短，淡绿色或淡黄色，椭圆形至近球形；雄蕊6枚；子房3室。浆果黄绿色至红色。花期、果期全年。
性味功效	辛、苦，平；有小毒。行气止痛，消积，祛风湿，散瘀解毒。
常用配方	①治小儿疳积：石柑子3~6 g，水煎服或蒸猪肝吃。②治食积腹胀：石柑子15 g，鸡屎藤30 g，香通草12 g，水煎服。③治风湿痹痛：石柑子、见血飞、大血藤、常春藤各15 g，水煎服。

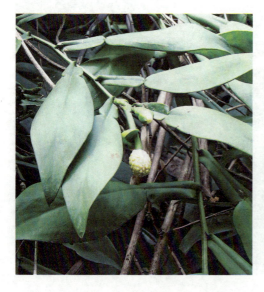
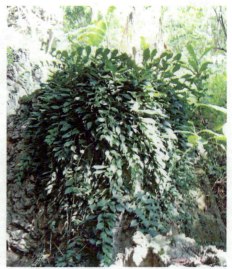

石莲花

来源及药用部位	景天科植物石莲 *Sinocrassula indica* (Decne.) Berger 的全草。
形态特征	二年生草本，高 15 ~ 50 cm。具须根。茎直立，无毛，肉质。基生叶莲座状，匙状矩圆形，渐尖；干后有时有暗红色斑点。茎生叶相似于基生叶而小。伞房花序，上部苞片条形；萼片 5 枚，基部合生；花瓣 5 枚，粉红色，矩圆形至披针形；雄蕊 5 枚；心皮 5 枚。种子细小、平滑。
性味功效	甘、酸，平。清热解毒，润肺止咳，止血。
常用配方	①治痔疮：石莲花、野花生各等份，捣烂，敷患处。②治衄血、吐血、咯血：石莲花、反背红各 20 g，水煎服。③治跌打损伤：石莲花、养鸡草各等，捣烂，敷患处。④治咳嗽：石莲花、果上叶各 20 g，水煎服。⑤治妇女不孕：石莲花 30 g，炖肉吃。

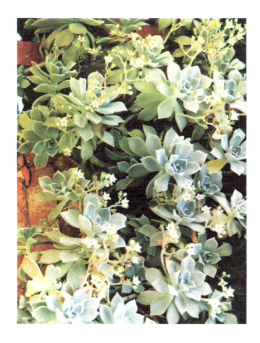
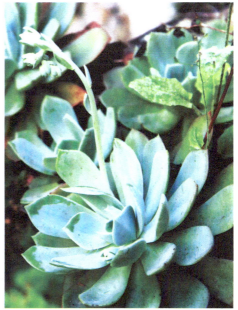

石莲藤（南蛇勒）

来源及药用部位	豆科植物喙荚云实 *Caesalpinia minax* Hance 的嫩叶、根、种子（苦石莲）。
形态特征	有刺藤状灌木。嫩枝叶有短柔毛。二回羽状复叶互生；叶柄及总轴有散生钩刺；羽片5~8对，每枚羽片有小叶6~12对；小叶片椭圆形或卵状披针形。总状花序；花5数，黄白色，内有紫色斑纹；雄蕊10枚，分离。荚果长圆形，密生针状刺。种子4~8粒，长圆形。
性味功效	苦，寒。清热解毒，祛瘀消肿，杀虫止痒。
常用配方	①治感冒：石莲藤嫩叶、茅莓根、磨盘草各12 g，香附子15 g，青蒿、马鞭草各10 g，水煎服。②治高热：石莲藤嫩叶、功劳木各15 g，穿心莲、马鞭草、竹叶各10 g，水煎服。③治子宫下垂：石莲藤根60 g，五指毛桃根、羊耳菊根各50 g，同鸡肉炖服。④治小儿烂头疮：石莲藤嫩叶适量，捣烂，用第2次淘米水调涂患处。⑤治急性胃肠炎：苦石莲适量，炒爆研末，每次2 g，热水冲服。

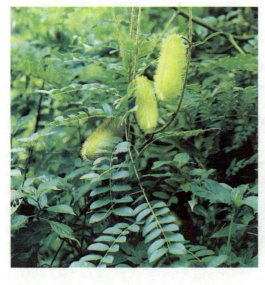
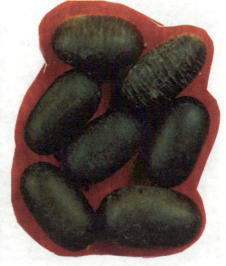

石菖蒲

来源及药用部位	天南星科植物石菖蒲 *Acorus tatarinowii* Schott 的根茎。
形态特征	多年生草本。根茎横卧，外皮黄褐色。叶根生，剑状线形，暗绿色，有光泽；叶脉平行，无中脉。花茎扁三棱形；佛焰苞叶状；肉穗花序；花两性，淡黄绿色，密生；花被片6枚，倒卵形；雄蕊6枚，花药黄色；子房长椭圆形。浆果肉质，倒卵形。花期6—7月，果期8月。
性味功效	辛，温。开窍豁痰，醒神健脑，化湿和胃。
常用配方	①治高热、神昏谵语：石菖蒲12 g，郁金、半夏各10 g，竹沥50～100 mL，水煎服。②治湿浊中阻、脘闷腹胀：石菖蒲12 g，砂仁、苍术、厚朴各6 g，水煎服。

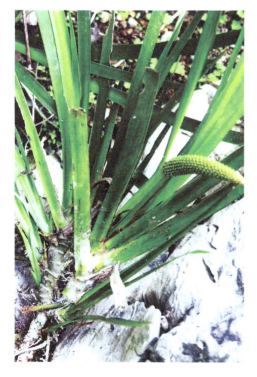
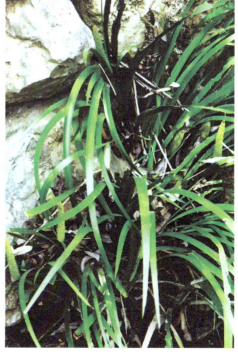

石 斛

来源及药用部位	兰科植物环草石斛 *Dendrobium loddigesii* Rolf. 及其同属近缘植物的地上茎。
形态特征	多年生附生草本。茎圆柱形，稍扁丛生，直立，不分枝，具多节。叶常 3～5 枚生于茎上端；叶片近革质，长圆形或长圆状披针形；无叶柄。总状花序自茎节生出；苞片卵形，膜质；花大，下垂；花萼及花瓣白色，末端呈淡红色；萼片 3 枚；雄蕊圆锥状，花药 2 室，蜡质。花期 5—6 月，果期 7—8 月。
性味功效	甘、淡，微寒。益胃生津，滋阴清热，明目强腰。
常用配方	①治发热口渴：鲜石斛、山药各 10 g，鲜芦根 20 g，水煎服。②治跌打损伤肿痛：石斛、见血飞、矮陀陀、大血藤各 10 g，泡酒服。③治雀目、夜盲：石斛、淫羊藿各 30 g，苍术 15 g（淘米水浸），共研细末，每次 6 g，空腹热水调服，每日 3 次。

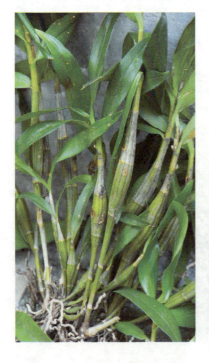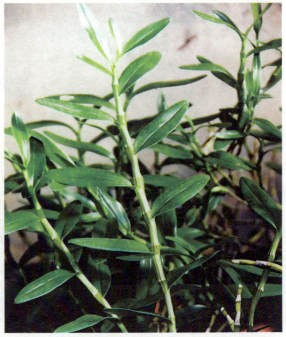

石　蒜

来源及药用部位	石蒜科植物石蒜 *Lycoris radiata* (L'Hér.) Herb. 的鳞茎。
形态特征	多年生草本。鳞茎椭圆形或近球形，外被紫褐色鳞茎皮。叶丛生；叶片带形，肉质，上面青绿色，背面粉绿色，全缘。花茎先叶抽出，伞形花序，有花4~6朵；花两性，红色；花被上部常反卷；雄蕊6枚；子房下位，3室。蒴果背裂。种子多数。花期9—10月，果期10—11月。
性味功效	辛，温；有毒。祛痰，利尿，解毒，催吐。
常用配方	①治食物、农药中毒：石蒜3~10 g，切细，缓吞，再用羽毛探喉引吐。②治咯血、衄血：石蒜5 g，和尚头15 g，天花粉10 g，石膏20 g，混合研末，每次吞服3~5 g。③治水肿：石蒜5 g，四季红20 g，水煎服。④治蛇咬伤：石蒜10 g，雄黄5 g，捣烂，敷患处。

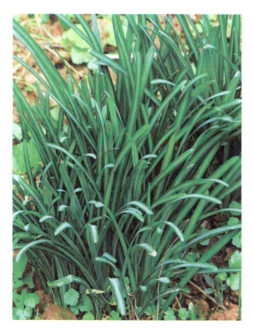
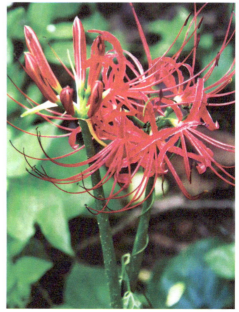

石楠叶（石南）

来源及药用部位	蔷薇科植物石楠 *Photinia serrulata* Lindl. 的茎叶。
形态特征	常绿灌木或小乔木，高达 12 m。树冠圆形，多分枝。叶互生；叶片革质，长椭圆形或长倒卵形，先端急尖或渐尖，基部圆形或阔楔形，边缘有细密而尖锐的锯齿。顶生圆锥状伞房花序；花萼钟状，裂片 5 枚，三角形；花瓣 5 枚，白色；雄蕊多数；子房半下位。梨果红色，近球形。花期 4—5 月，果期 10 月。
性味功效	辛、苦，平。祛风除湿，通络，益肾。
常用配方	①治风湿痹痛：石楠叶、追风伞、石南藤各 15 g，水煎服。②治偏头痛：石楠叶 9 g，川芎、白芷、天麻、女贞子各 6 g，水煎服。③治风疹瘙痒：石楠叶 60 g，研末，每次 1.5～3 g，酒水同煎，温服。④治小儿惊风：石楠叶、瓜子金、金钩莲各 10 g，水煎服。

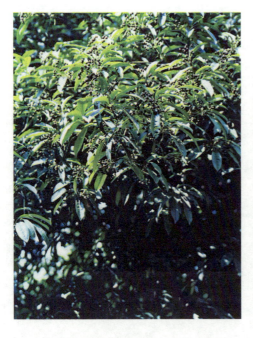
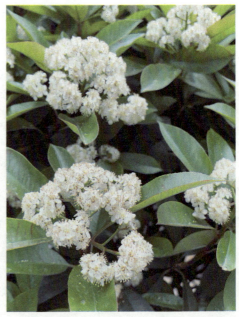

石榴皮

来源及药用部位	石榴科植物石榴 *Punica granatum* L. 的果皮。
形态特征	落叶灌木或乔木，高 2~5 m。树皮青灰色。枝端通常呈刺状，无毛。叶对生或簇生；叶片倒卵形至长椭圆形，先端尖或微凹，基部渐狭，全缘。花两性，一至数朵生于小枝顶端或腋生；花梗短；萼筒钟状红色，裂片 6 枚；花瓣 6 枚，红色；雄蕊多数，花药球形；雌蕊 1 枚，子房下位或半下位，柱头头状。浆果球形，果皮肥厚、革质，顶端宿存花萼。花期 5—6 月，果期 8—10 月。
性味功效	苦、涩，微温；有毒。驱虫，涩肠，止带，止血。
常用配方	①治腹泻：石榴皮 10 g，水煎服。②治脱肛：石榴皮 10~15 g，水煎洗。③治冻疮久烂不愈：石榴皮、冬瓜皮、甘蔗皮各适量，烧灰存性，敷患处。

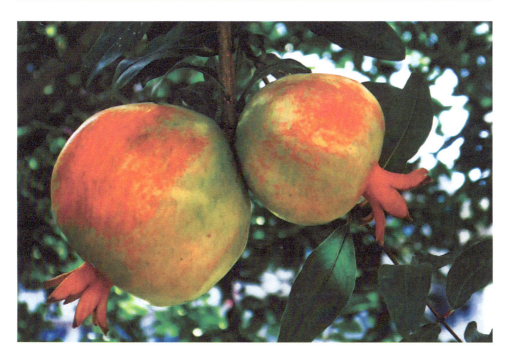

石榴根

来源及药用部位	石榴科植物石榴 *Punica granatum* L. 的根。
形态特征	见"石榴皮"。
性味功效	酸、涩，温。驱虫，涩肠，止带。
常用配方	①治蛔虫病：石榴根、苦楝根皮、槟榔各 15 g，水煎服。②治石淋涩痛：石榴根、金钱草各 30 g，水煎服。③治牙疳、衄血：石榴根 6 g，水煎服。

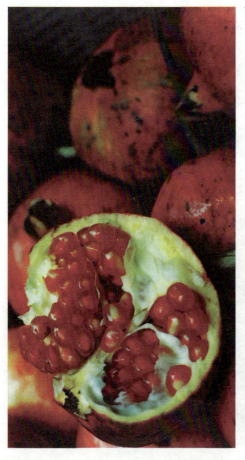
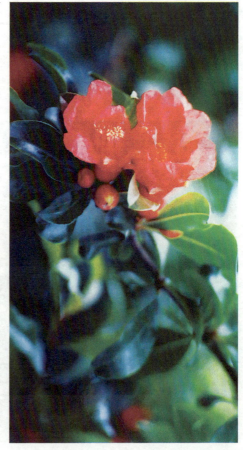

石蜡红

来源及药用部位	牻牛儿苗科植物天竺葵 *Pelargonium hortorum* Bailey 的花。
形态特征	多年生直立草本，高 50~90 cm。茎肉质，基部木质，多分枝，被细毛和腺毛，揉之有鱼腥气味。叶互生；叶片圆肾形，基部心脏形，边缘波状浅裂，上面有暗红色马蹄形环纹。伞形花序顶生；花多数，中等大；花瓣鲜红色、粉红色或白色，下面 3 枚较大。蒴果成熟时开裂成 5 瓣。花期夏秋季。
性味功效	苦、涩，凉。清热解毒。
常用配方	治脓耳：鲜石蜡红适量，榨汁，滴耳。

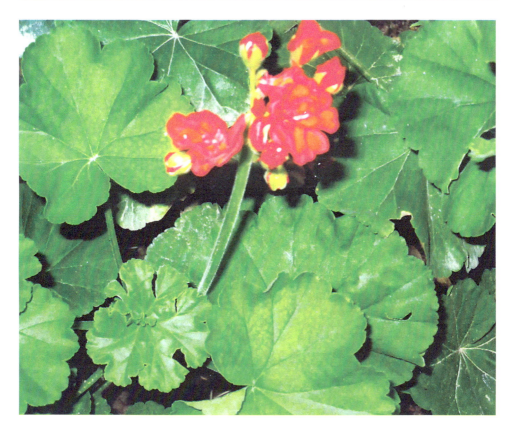

石蝉草

来源及药用部位	胡椒科植物石蝉草 *Peperomia dindygulensis* Miq. 的全草。
形态特征	一年生肉质草本，高 10~45 cm。茎直立或基部匍匐状，分枝，被短柔毛，下部节上生不定根。叶对生或 3~4 枚轮生；叶柄长 6~18 mm，被毛；叶片膜质或薄纸质，椭圆形、倒卵形或倒卵状菱形，先端圆或钝，基部渐狭成楔形，两面被短柔毛；叶脉 5 条，基出。穗状花序腋生或顶生；总花梗被疏柔毛；花疏离；苞片圆形，有腺点；雄蕊与苞片同着生于子房基部，花药椭圆形；子房倒卵形，柱头顶生。浆果球形，先端稍尖。花期 4—7 月，果期 10—12 月。
性味功效	辛，凉。清热解毒，化瘀散结，利水消肿。
常用配方	①治肺热咳嗽：石蝉草、石仙桃各 15 g，白及 9 g，水煎服。②治麻疹：鲜石蝉草 30 g，水煎，蜂蜜调服。③治跌打肿痛：石蝉草适量，捣烂，加酒调敷患处。④治外伤出血：鲜石蝉草适量，捣烂，敷患处。

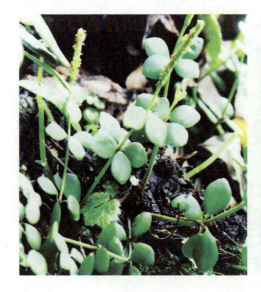 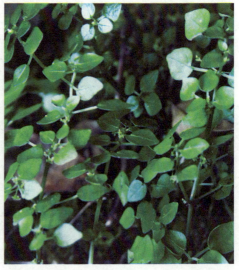

石　膏

来源及药用部位	硫酸盐类矿物石膏 Gypsum 除去杂石及泥沙的集合体。
形态特征	药材为长块状或不规则形纤维状的结晶集合体，大小不一。全体白色至灰白色，大块者上、下两面平坦，无光泽及纹理。质重而疏松，易分成小块，纵断面具纤维状纹理，并有绢丝样光泽。无臭味，味淡。
性味功效	甘、辛，大寒。生用清热泻火，除烦止渴；煅用收湿生肌，敛疮止血。
常用配方	①治高热烦渴、汗出：生石膏 30~50 g，知母 12 g，甘草 10 g，粳米 100 g，水煎煮至米熟，取药液服。②治感冒发热：生石膏 60 g，麻黄、桂枝各 3 g，研末，水煎多次分服。③治肺热咳嗽：生石膏 30~60 g，麻黄、苦杏仁各 6 g，甘草 10 g，水煎服。④治牙痛：生石膏 45 g，细辛 4.5 g，水煎服。

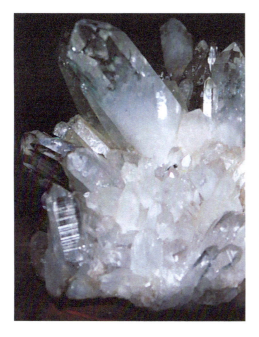
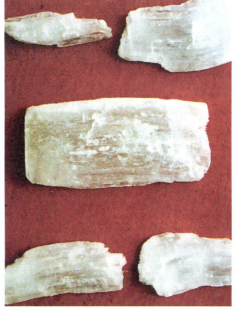

龙头花（金鱼草）

来源及药用部位	玄参科植物金鱼草 *Antirrhinum majus* L. 的全草。
形态特征	多年生草本，高约 80 cm。茎直立。下部叶对生，上部叶互生；叶片披针形，长 2~6 cm，无毛。总状花序顶生，被腺毛；花萼与花梗近等长；花冠颜色多种，红色、黄色、紫色至白色；雄蕊 4 枚。
性味功效	苦，凉。清热解毒，活血消肿。
常用配方	治跌打损伤：鲜龙头花适量，捣烂，敷患处；或龙头花 15~30 g，水煎服。

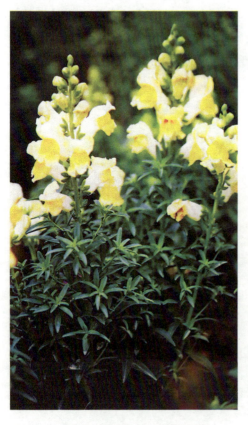 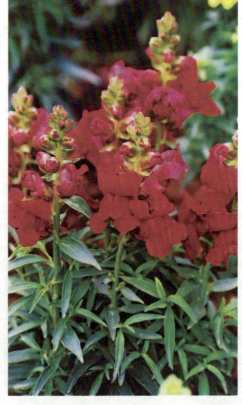

龙舌兰

来源及药用部位	龙舌兰科植物龙舌兰 *Agave americana* L. 的叶。
形态特征	多年生大型草本。茎短。叶常 30 余枚呈莲座状着生于茎上；叶片肥厚，匙状倒披针形，灰绿色，具白粉；花葶上的叶向上渐小，先端渐尖，末端具褐色的硬尖刺，边缘有波状锯齿。花葶上端具多分枝的狭长圆锥花序；花淡黄绿色，近漏斗状；花被裂片 6 枚；雄蕊 6 枚，花药丁字形着生；子房下位，3 室。蒴果长圆形。花期 6—8 月。
性味功效	苦、酸，温。解毒拔脓，止血，杀虫。
常用配方	①治溃疡难愈：鲜龙舌兰 45 g，冬蜜 30 g，捣烂，敷患处。 ②治足底脓肿：鲜龙舌兰适量，雄黄少许，捣烂，敷患处。 ③治皮肤疥癣：鲜龙舌兰适量，搓擦患处。

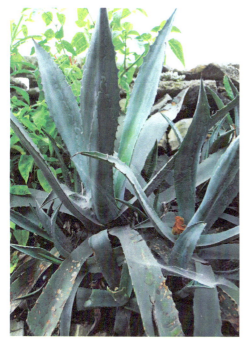
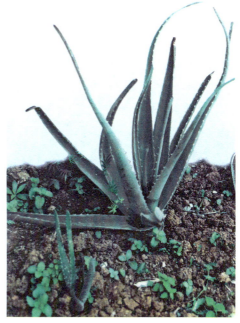

龙利叶

来源及药用部位	大戟科植物龙利叶 *Sauropus rostratus* Miq. 的叶或花。
形态特征	常绿小灌木，高达 40 cm。小枝稍有"之"字形折曲。单叶互生，常聚生于小枝枝顶；具短叶柄；托叶三角形；叶片卵状披针形至倒卵状披针形，先端圆钝或有小凸尖，基部窄或近圆形，全缘，上面暗绿色，下面浅绿色。花丛生于叶腋内或排成短总状花序；花单性，雌雄同序，暗紫色；花梗短；雄花花萼较小而厚，花药椭圆形；雌花花柱细，2 叉。蒴果具短柄，状如豌豆。
性味功效	甘，平。清热润肺，化痰止咳。
常用配方	①治痰火咳嗽：龙利叶、猪肉各适量，共炖服。②治咳嗽、哮喘：龙利叶 6 ~ 12 g（或鲜品 9 ~ 30 g），水煎服。③治咯血：龙利叶花 9 ~ 15 g，水煎代茶饮。

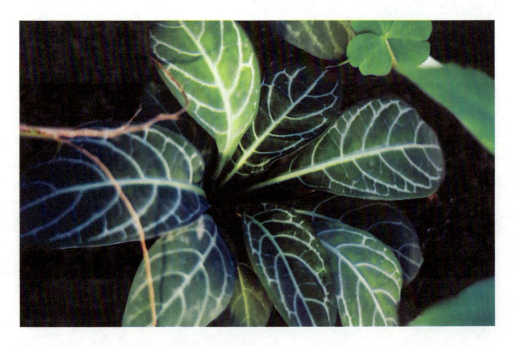

龙须草（硬质早熟禾）

来源及药用部位	禾本科植物硬质早熟禾 *Poa sphondylodes* Trin. 的地上部分。
形态特征	多年生草本。秆直立，丛生，高 30~60 cm，有 3~4 节。叶鞘无脊，无毛；叶舌膜质；叶片扁平，稍粗糙。圆锥花序紧缩，几成穗状；小穗绿色，成熟后草黄色；有 4~6 朵小花；颖为披针形。颖果纺锤形。花期、果期 5—8 月。
性味功效	甘、淡，平。清热解毒，利尿通淋。
常用配方	①治小便淋涩疼痛：龙须草 6~10 g，水煎服。②治黄水疮：龙须草 15 g，蝉蜕 6 g，水煎服。

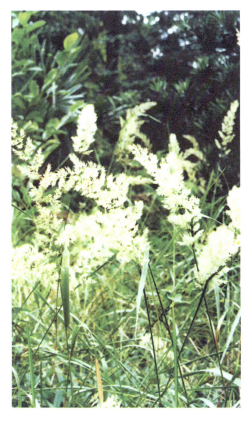
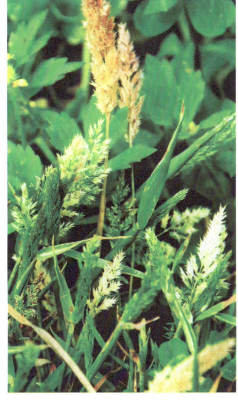

龙须藤（九龙藤）

来源及药用部位	豆科植物九龙藤 *Bauhinia championii* (Benth.) Benth. 的茎。
形态特征	多年生常绿攀缘木质藤本，高2~7 m。幼枝浅黄色，密被锈黄色皮孔；嫩枝、花序叶背均被短茸毛；卷须2个对生或1个。单叶互生；叶片卵圆形、矩圆形或心形，半革质，顶端分裂，基部圆形或微凹。总状花序顶生或腋生；花瓣5枚，白色，离生；雄蕊10枚，3枚较粗壮；雌蕊1枚。荚果表面有细网状纹。种子黑色，扁圆形。花期9—10月，果期翌年1—2月。
性味功效	苦，平。祛风，化瘀，止痛。
常用配方	①治风湿腰腿痛：龙须藤30 g，水煎服或泡酒服。②治跌打损伤：龙须藤30 g，酒、水各半煎服。③治偏瘫：龙须藤30 g，炖肉吃。④治痢疾：龙须藤20 g，水煎服。

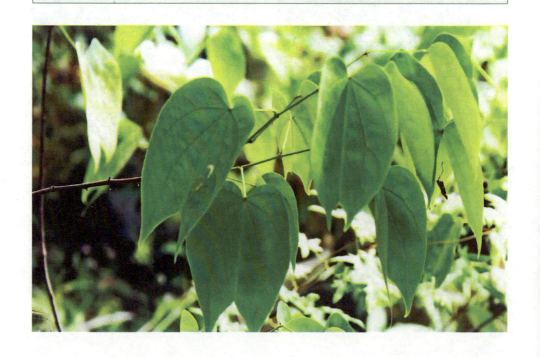

龙胆草（龙胆）

来源及药用部位	龙胆科植物滇龙胆草 *Gentiana rigescens* Franch. ex Hemsl. 及其同属近缘植物的根及根茎。
形态特征	多年生草本，高 30～60 cm。根茎短，簇生多数细长根，淡黄色。茎直立，粗壮，不分枝，粗糙。茎生叶多对，二型。下部叶 2～4 对，鳞片状；中、上部叶卵状长圆形或卵形，先端渐尖或急尖，基部楔形，边缘反卷。花数朵簇生于茎顶呈头状；花萼绿色，裂片不整齐；花冠深蓝色至蓝色，钟形；雄蕊 5 枚；子房长圆形，1 室。蒴果长圆形。种子黄褐色。花期 9—10 月，果期 10 月。
性味功效	苦，寒。清热燥湿，泻肝胆火。
常用配方	①治肝胆湿热黄疸：龙胆草、茵陈各 12 g，郁金、黄柏各 6 g，水煎服。②治肝阳上亢：龙胆草 9 g，夏枯草 15 g，水煎服。③治目赤肿痛：龙胆草 15 g，水煎取液，加入适量氯化钠洗眼，每日 3～4 次。

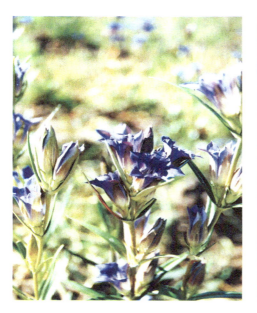
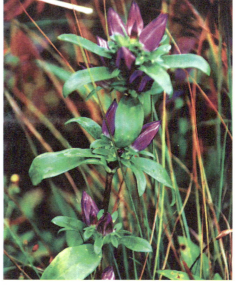

龙 珠

来源及药用部位	茄科植物龙珠 *Tubocapsicum anomalum* (Franch. et Sav.) Makino 的全草。
形态特征	多年生草本，高约90 cm。茎分枝，斜开，绿色。单叶互生或成对；叶片长椭圆形或椭圆形，两端锐尖，全缘或有不明显的粗波状齿。花小，3~5朵簇生；花梗细，下垂；花冠淡黄色，钟状；裂片5枚，披针状三角形；雄蕊5枚，花药黄色；雌蕊1枚，柱头头状。果实球形，熟时红色。花期6—7月。
性味功效	苦，寒。清热解毒，利尿通淋。
常用配方	①治小便涩痛：龙珠 50~100 g，水煎服。②治疗疮红肿：鲜龙珠叶适量，和蜂蜜共捣烂，涂患处。

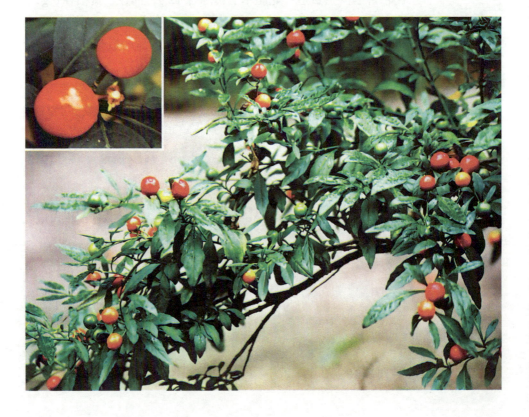

龙眼肉（桂圆肉）

来源及药 用部位	无患子科植物龙眼 *Dimocarpus longan* Lour. 的假种皮。
形态特征	常绿乔木，高 10 m 以上。幼枝被锈色柔毛。双数羽状复叶互生；小叶 2～5 对，互生，革质；叶片椭圆形或卵状披针形，先端短尖或钝，基部偏斜，全缘或波浪形，暗绿色。花两性或单性花与两性花共存；圆锥花序顶生或腋生；花小，黄白色；花瓣 5 枚，匙形；雄蕊通常 8 枚；子房 2～3 室。核果球形，外皮黄褐色，粗糙，假种皮白色肉质，内有黑褐色种子 1 粒。花期 3—4 月，果期 7—9 月。
性味功效	甘，温。益心脾，补气血，安神。
常用配方	①治心脾虚损引起的心悸、失眠、健忘：龙眼肉 30～60 g，水煎服；或龙眼肉 30～15 g，黄芪、当归、酸枣仁各 10 g，水煎服。②治小儿泄泻：龙眼肉、白术、焦山楂、车前草、枳壳各 10 g，水煎服。③治血虚面色萎黄、舌淡脉细：龙眼肉 30 g，党参、黄芪各 15 g，当归、远志、酸枣仁各 12 g，水煎服。

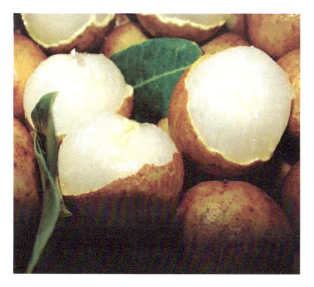
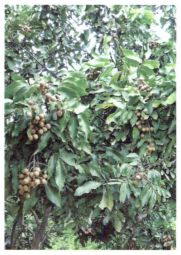

龙眼核（圆眼核）

来源及药用部位	无患子科植物龙眼 *Dimocarpus longan* Lour. 的种子。
形态特征	见"龙眼肉"。
性味功效	苦、涩，平。行气散结，止血，燥湿。
常用配方	①治疝气偏坠疼痛：荔枝核（炒）、龙眼核（炒）、小茴香（炒）各等份，共研末，每次3g，空腹服。②治刀伤出血：龙眼核适量，炒后研末，敷患处。③治癣：龙眼核适量，去外壳，用内核，磨米醋，搽患处。④治臁疮：龙眼核适量，去外皮，研细末，麻油调敷患处。

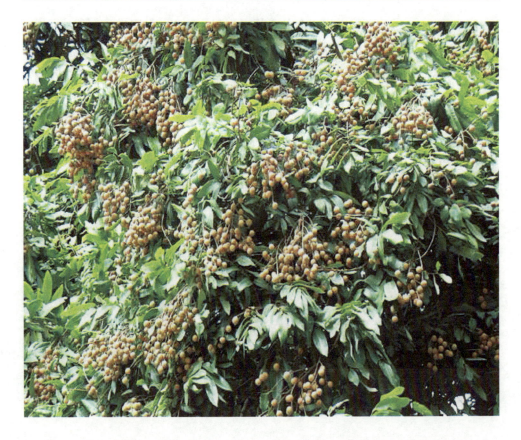

龙船花

来源及药用部位	茜草科植物龙船花 *Ixora chinensis* Lam. 的花、叶和根。
形态特征	常绿灌木，高 50 ~ 100 cm。小枝深棕色。叶对生；叶片薄革质，椭圆形或倒卵形，先端急尖，基部楔形，全缘；主脉两面凸出；叶柄短；托叶生于两叶柄之间，绿色。聚伞花序顶生，密集成伞房状；花序柄深红色；苞片极小，红色；花冠高脚盆状，红色，裂片 4 枚；雄蕊 4 枚；雌蕊 1 枚，子房下位。浆果近球形，熟时黑红色。花期全年。
性味功效	甘、辛，平。清肝，活血，止痛。
常用配方	①治肝阳上亢引起的头痛、眩晕：龙船花 9 ~ 15 g，水煎服。②治月经不调、闭经：龙船花 9 ~ 15 g，水煎服。③治跌打损伤、瘀血肿痛：鲜龙船花适量，捣烂，敷患处；或干龙船花适量，研末，水调敷患处。

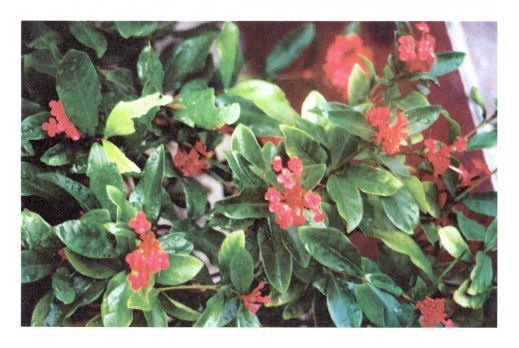

参考文献

《中医大辞典》编辑委员会，1982. 中医大辞典：中药分册. 试用本［M］. 北京：人民卫生出版社.

江苏新医学院，1979. 中药大辞典［M］. 上海：上海科学技术出版社.

杨卫平，2001. 临床常用中药手册［M］. 贵阳：贵州科技出版社.

杨卫平，2004. 新编中草药彩色图谱与验方［M］. 南昌：江西科学技术出版社.

杨卫平，夏同珩，李朝斗，2007. 药食同用中草药及验方［M］. 贵阳：贵州科技出版社.

杨济秋，杨济中，1978. 贵州民间方药集［M］. 贵阳：贵州人民出版社.

国家中医药管理局，《中华本草》编委会，1999. 中华本草：全 10 册［M］. 上海：上海科学技术出版社.

国家药典委员会，2020. 中华人民共和国药典：2020 年版. 一部［S］. 北京：中国医药科技出版社.

钟赣生，2012. 中药学［M］. 北京：中国中医药出版社.

贺振泉，侯连兵，刘晓玲，等，1999. 单味中药治病大全［M］. 北京：中国医药科技出版社.

唐德才，吴庆光，2016. 中药学［M］. 3 版. 北京：人民卫生出版社.